AF313104

LA RECHERCHE DE LA VERITÉ

DANS

LA MEDECINE,

ET LES DECOUVERTES,

en ont esté faites par diverses Expé-
riences & Observations nouvelles.

CONTENANT SIX TRAITEZ

Où l'on fait voir les abus & les erreurs qui
s'y sont introduites ; avec les moyens pour
s'en deffendre & pour découvrir la verité
de cette Science.

L'on verra dans la page suivante le dessein
de tout l'ouvrage.

Composé par le Medecin F. A. D. - Gagnon,
Sieur de Saintigny, Docteur de la Fa-
culté de Montpellier.

A PARIS,

Chez JEAN DE NULLY, ruë saint Jacques,
à l'Image Saint Pierre.

M. DC. XCVII.

SSEIN DE CET OUVRAGE.

OUR parvenir à la verité de la Medecine, dont l'on fait icy la recherche, l'on y donne oyens, qui font autant de parties de l'Ou-

A PREMIERE partie eſt pour faire connoî- es erreurs & les abus introduits dans la Me- ine, afin que chacun puiſſe s'en défendre.

LA SECONDE traite des principes eſſentiels cette Science, & ſes définitions, pour don- er à connoiſtre ſenſiblement & neanmoins à fond, tout ce qui la concerne.

LA TROISIEME apprend à connoiſtre la nature du ſujet pour lequel elle s'employe, en y faiſant voir ce que c'eſt que l'homme & dans ſon eſtat naturel, pour ſçavoir l'y conſerver, & dans ſes dérangemens pour ſçavoir le rétablir.

LA QUATRIEME établit la certitude des jugemens de la Medecine ſur une paifaite con- noiſſance qu'elle donne du rapport & de la dé- pendance neceſſaire qu'il y a entre les ſignes exterieurs & les cauſes interieures.

LA CINQUIEME découvre les principes de pratique de la veritable Medecine, dans l'eſ- prit deſquels il en faut faire uſage.

LA SIXIEME & la derniere apprend la me- thode de traiter parfaitement les maladies par l'uſage de quelques remedes certains & ſpeci- fiques.

A MONSEIGNEUR
DE LA FOND,

CHEVALIER SEIGNEUR
de la Beuvriere, de la Ferté
Gilbert le Mazy, &c. Conseiller
du Roy en ses Conseils d'Etat &
Privé, Maistre des Requestes ordinaire de son Hostel, Intendant
de Justice, Police & Finances en
Franche-Comté.

ONSEIGNEUR,

Quoy que la verité se soutienne
par elle-mesme, l'on voit neanmoins

EPISTRE.

tous les jours qu'elle ne laiſſe pas d'a-
voir beſoin d'appuy & de faveur pour
ſe faire connoiſtre. Elle ne manque
jamais d'eſtre combatuë par le men_
ſonge, qui ayant plus de partiſans
qu'elle dans le monde, l'opprimeroit
dés qu'elle commenceroit à paroiſtre,
ſi le Ciel dont elle eſt fille ne luy
donnoit d'aſſez puiſſans ſecours pour
la mettre en eſtat de repouſſer enſuite
par ſes propres forces celles de ſes
ennemis.

C'eſt ce qui m'oblige, MONSEI-
GNEUR, de vous demander pour
elle votre protection, dans le deſſein
que j'ay pris de procurer ſon établiſſement par mes recherches dans la Medecine, où elle eſt bien moins connuë
que par tout ailleurs.

Je prévois que ce petit Ouvrage
qui eſt fait pour la deſtruction de l'artifice & de l'erreur, aura à ſoutenir
les attaques d'un grand nombre d'ennemis ; j'ay beſoin de mettre à ſa
teſte le nom d'un homme qui ſoit il-
luſtre par ſon integrité & par ſes lu-

EPISTRE.

mieres, comme il l'eſt & le ſera toujours par ſes emplois.

Si celuy d'Intendant d'une Pro-
vince conquiſe vous fait honneur
dans le monde, MONSEIGNEUR,
on peut dire que votre ſage conduite
& votre capacité en font auſſi beaucoup au diſcernement de notre grand
Monarque.

Il falloit à Sa Majeſté dans un poſte
comme celuy-là, un homme tel que
vous, qui fuſt digne également de la
confiance de ſon Prince, & de celle
de ſes nouveaux Sujets, qui ſçuſt
commander ſans appeſantir le joug de
l'obeïſſance par trop de ſeverité, ny
ſans l'affoiblir par trop de complai-
ſance ; qui ſçuſt faire tout enſemble
aimer & craindre ſon Maiſtre, &
qui reüniſſant en ſa perſonne l'homme de bien, & le ſage Politique, joi-
gniſt à toutes ſes grandes qualitez celles
de Protecteur des peuples de ſon dé-
partement.

Ils ſçavent, MONSEIGNEUR,
que vous ſoutenez leurs intereſts avec

EPISTRE.

chaleur , que vous prevenez leurs
besoins avec sagesse , & que vous leur
menagez toujours les faveurs de la
Cour avec succés.

Ce sont des veritez si connuës dans
la Franche-Comté , que le temps ne
les effacera jamais , non plus que ma
reconnoissance , si vous agréez la liberté que je prends de vous donner
un témoignage public du profond res-
pect avec lequel je suis ,

MONSEIGNEUR,

Voftre tres humble , & tres
obeïffant ferviteur ,
D-GAIGNON.

APPROBATION.

J'Ay lû par l'ordre de Monseigneur le
Chancelier ce Manuscrit, intitulé : *La
Recherche de la verité dans la Medecine,*
contenant six Traitez. A Versailles le sep-
tiéme Juin mil six cent quatre-vingt dix-
sept. Signé, BOURDELOT.

Extrait du Privilege du Roy.

Par Lettres Patentes du Roy du 29. Juin
1697. signé, GOURDON. Il est per-
mis au Medecin D.-Gagnon, Docteur de
la Faculté de Montpellier, de faire imprimer, vendre & debiter un Livre intitulé:
*La Recherche de la verité dans la Mede-
cine, &c.* contenant six Traitez, pendant
le temps de *six années*, à compter du jour
que ledit Ouvrage aura esté achevé d'imprimer ; Avec défenses à qui que ce soit
de l'imprimer, ou distribuer, faire imprimer, ou faire debiter ou contrefaire dans
tout le Royaume, sans une permission par
écrit de l'Exposant, durant ledit temps, à
peine de six mille livres d'amende, de con-

fiscation des exemplaires, & de tous dépens, dommages & interefts ; ainfi qu'il
eft plus amplement porté par ledit Privi-
lege.

*Regiftré fur le Livre de la Communauté
des Marchands Libraires & Imprimeurs
de la Ville de Paris, le 16. Juillet 1697.
Signé, P. AUBOUYN, Syndic.*

LA

LA RECHERCHE
DE LA VERITE'
DANS
LA MEDECINE.
ET LES DECOUVERTES QUI
en ont esté faites suivant diverses experiences & observations nouvelles.

C'Est de tout temps que les hommes sont sujets à une infinité de maladies, qui troublant la tranquillité de leurs jours, les conduisent enfin à la mort. C'est aussi de tout temps qu'il a esté de leur interest de chercher les moyens d'éloigner le terme fatal du tombeau, & de porter jusqu'à une heureuse vieillesse le nombre de leurs années.

A

C'eſt pourquoy l'on a vû dans tous les ſiecles de grands hommes cultiver la Medecine , & conſacrer leur étude à la recherche de ſes merveilles , & leur plume à publier ſes avantages.

Nous ſommes redevables aux Anciens de nous avoir ouvert les yeux ſur ſes myſteres ; nous ſommes obligez aux Modernes de nous en avoir donné de plus grands éclairciſſemens ; & par deſſus tout nous ne pouvons aſſez louer la bonté de notre auguſte Monarque , qui voulant faire fleurir cette Science dans ſes Eſtats pour l'utilité de ſes peuples , luy a donné quantité d'habiles protecteurs , qui s'appliquent à la perfectionner par toutes ſortes de recherches & d'experiences.

Mais malgré ces puiſſans moyens qui devroient l'avoir renduë recommandable parmi les hommes, elle leur devient neanmoins preſque inutile. Rebutez ſouvent des longs eſſais qu'ils en font , ils ſont obligez d'avoir recours dans leurs maladies à des perſonnes qui n'ont point d'autre ſcience qu'un livre de receptes, ni d'autre experience que le hazard.

Cela fait que bien des gens ſe revoltent contre la Medecine, & ſont moins diſpoſez à s'en prévaloir, qu'à former des murmures contre ſa prétenduë inutilité. Ils la croyent incertaine & dangereuſe, parce qu'ils ne la connoiſſent pas ; ils la font paſſer elle-meſme pour une eſpece de maladie ; & aprés l'avoir injuſtement condamnée au tribunal de leur raiſon, ils la rendent encore ridicule ſur les theâtres.

Il eſt conſtant qu'on ne la décrie qu'à cauſe du mauvais uſage qu'on en fait, & non point par rapport à elle-meſme. Ceux qui ſe déchaînent contre ſes abus, ſont obligez de rechercher ſon ſecours dans leurs beſoins. La curioſité que l'on a d'en avoir quelque connoiſſance, & l'honneur que l'on ſe fait d'en

Pline le Vieux. l. 29.

A ij

ſçavoir raiſonnner dans l'occaſion, ſont des témoignages évidens de l'eſtime que ſes plus grands ennemis luy donnent ſans s'en appercevoir. Son veritable merite a toujours eu des partiſans, & l'Antiquité meſme a dreſſé des ſtatuës à ceux qui pour l'avoir poſledée éminemment, ſe ſont fait conſiderer comme les Anges tutelaires de leur patrie.

J'entreprens donc de juſtifier cette Science bienfaiſante, que ſelon l'Ecriture ſainte, l'homme prudent doit ſoigneuſement rechercher ; & puiſque le peu d'eſtime qu'on en fait aujourd'huy ne vient pas de ce qu'elle eſt une ſcience imparfaite, mais ſeulement de ce qu'elle n'eſt pas parfaitement connue ny exactement pratiquée, mon deſſein eſt de la faire paroître autant qu'il me ſera poſſible dans tout ſon jour, en faiſant voir qu'elle eſt non ſeulement noble dans ſon ſujet & curieuſe dans toutes ſes connoiſ-ſances, mais encore qu'elle eſt utile

dans sa fin, certaine dans ses jugemens, infaillible dans ses principes, & bonne dans ses remedes. Je
veux & par l'inclination que j'ay
pour la verité, & pour la consolation de ceux qui la cherchent, donner icy une telle idée de la Medecine, que chacun puisse desormais
s'en servir avec toute sorte de confiance.

Et pour cette raison je ne fais
point difficulté d'avouer que
tout ce qui paroîtra nouveau dans
cet ouvrage, sont cependant des
veritez aussi anciennes que le monde, que la paresse des hommes &
le malheur des temps avoient lais-
sées dans les tenebres.

Si l'on n'y trouve pas tout l'ordre
ni toute la politesse qu'il seroit à
desirer, au moins puis-je assurer
que je n'ay rien negligé de ce que
j'ay cru essentiel à mon sujet, ayant
pris soin, autant qu'il m'a esté possible, de faire valoir la verité par
tout ce que la raison a de plus evi-

dent , & par tout ce que l'experience a de plus certain.

Aprés toutes ces précautions je
permets à la critique la plus ma-
ligne & à l'envie la plus noire, de
dire tout ce qu'il luy plaira. La verité se soutient par elle-mesme. Je
luy laisse le soin de me défendre,
tandis que je prens celuy de l'établir.

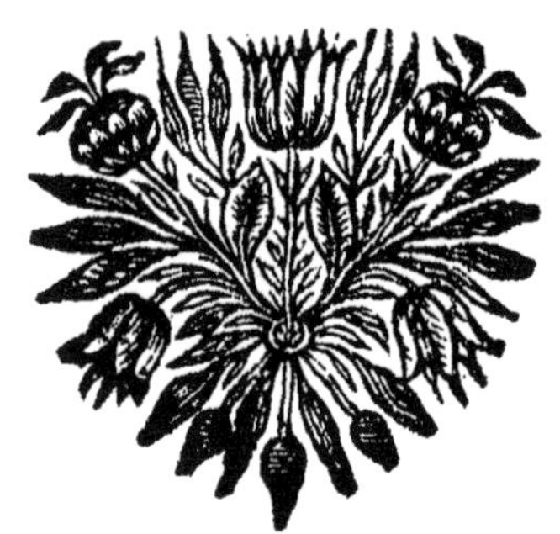

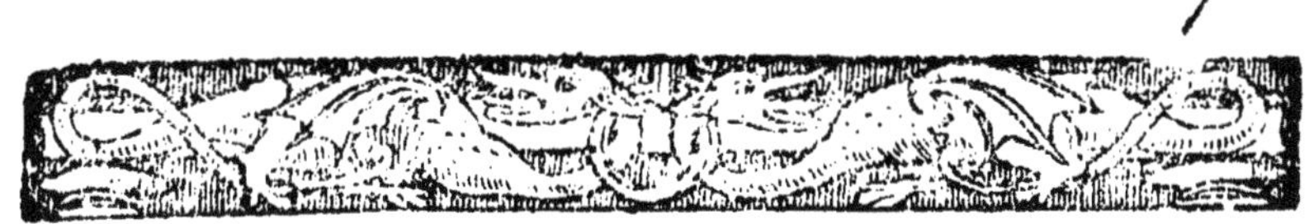

QU'Y AYANT UNE VERITABLE
& une fausse Medecine établie dans
le monde, l'un des meilleurs moyens
pour en découvrir la verité, c'est de
reconnoître les abus & les erreurs
qui s'y sont introdistes, afin de
pouvoir les éviter.

LA veritable Medecine est une
science naturelle, qui apprend
à conserver la vie des hommes dans
une santé parfaite, par le retranchement des choses nuisibles, &
par le choix de celles qui sont utiles, soit pour les guerir de leurs
maladies, soit pour les en préser-
ver, ou du moins pour les soulager,
si le reste est trouvé impossible par
le sentiment d'habiles Medecins.

Je dis que la Medecine est une
Science, parce qu'elle a la certitude & l'évidence que doit avoir
une Science. Elle surpasse mesme

A iiij

les autres, en ce qu'elle connoiſt l'avenir, & que ce n'eſt que par ces ſortes de connoiſſances qu'elle peut juſtifier celle qu'elle a des choſes preſentes.

Elle eſt naturelle, puis que la conſervation de la vie, & le rétabliſſement de la ſanté, qui ſont ſes uniques fins, & qui font toutes ſes occupations, ſont les ouvrages de la nature, & que pour y parvenir eile ne ſe ſert que de la raiſon & de l'experience, qui toutes deux ſont naturelles.

Or ſi la Medecine eſt naturelle, il faut par conſequent qu'elle ſoit certaine, & meſme évidente en quelque maniere : Certaine, parce que ſes principes eſtant ceux de la nature, ne peuvent qu'eſtre immuables, & que ſi elles changent toutes les deux à tout moment, tous leurs changemens ſe font toujours d'une meſme façon. Evidente pour le dehors, parce qu'elle eſt ſenſible, & que ce qui eſt ſenſible eſt plus évident par foy-même que par toutes les raifons imaginables.

Elle eft neanmoins fondée fur la conjecture, je l'avouë, en ce que c'eft feulement par l'évidence des fignes exterieurs, qu'elle juge de l'interieur qui eft caché : mais auffi fes conjectures font certaines, par-ce qu'elles font fondées fur le rapport de l'exterieur avec l'interieur, & que ce rapport eft certain, pro-venant des mefmes mouvemens d'u-ne mefme nature.

Y a-t-il rien de fi caché que le cœur ? Cependant par le poux qui eft fenfible au dehors, on découvre tous fes mouvemens. Le cerveau, les poumons, l'eftomac, & toutes les autres parties interieures du corps, marquent auffi certainement leur état & leur difpofition, par la maniere dont fe font leurs fonctions particulieres, & par la qualité de tout ce qui provenant de leur fub-ftance, la rend fenfible au dehors.

Qu'il y ait dans le monde une

Medecine de cette nature ; qu'elle
soit veritable , & que mesme l'on
soit quelquefois assez heureux pour
la rencontrer , l'on ne sçauroit rai-
sonnablement en disconvenir , puis
qu'il est de fait que dans des maladies fort dangereuses, & dans des
douleurs tres cruelles , il y en a qui
trouvent de bons remedes, qui sont
suivis d'un soulagement prompt &
considerable.   Ceux mesmes qui
nient qu'il y ait une veritable Medecine , sont les premiers à s'en servir
sans y penser , lors que se sentant
hors de leur estat naturel , ils se
retranchent ce qui pourroit leur
nuire , ou ils se procurent ce qui leur
manque pour leur santé.

Mais s'il est certain qu'il y a une
veritable Medecine , il n'est pas
moins constant qu'elle n'est pas bien
encore universellement connuë , &
qu'elle est enveloppée de beaucoup
d'erreurs, puis que par tout l'on voit
tous les jours des personnes des plus
robustes & dans la plus grande vi-

gueur de leur âge , ravies par la mort entre les bras de leurs Medecins, lesquels doivent au moins dans ces occasions avouer qu'ils n'ont pas rencontré la verité de la Medecine.

Car d'accuser toujours la mort , & de luy en attribuer toute la faute, sur ce qu'estant naturelle aux hommes elle leur est inévitable , c'est une erreur bien évidente, parce que la mort n'est naturelle que lors que la vie est usée , & non pas quand le cours n'en est interrompu que par quelque accident de maladie, contre lequel on a eu le malheur de ne trouver aucun secours.

S'il est donc constant qu'il y ait une veritable Medecine , & que cette Medecine ne soit point encore parfaitement connuë , la question est réduite uniquement à sçavoir où l'on peut la trouver , & à connoître les moyens seurs pour y parvenir. Pour moy , je suis persuadé que le premier moyen qu'il faut prendre pour trouver la verité dans la Medecine, & pouvoir jouir de ses grands avantages, c'est d'y découvrir ce qu'on peut y avoir introduit d'abus & d'erreurs, afin de les éviter.

Car s'il est vray, comme l'on doit en tomber d'accord, que l'on s'y trouve souvent trompé, & qu'il en arrive des accidens considerables, cela ne se peut sans qu'il y ait de l'erreur, & par consequent sans qu'on s'y trouve écarté de la verité.

Or pour trouver cette verité, il faut la chercher. Pour la chercher il faut abandonner les erreurs. Pour les abandonner il faut les connoître ; & c'est par cette raison que je crois que pour trouver la verité dans la Medecine, il est necessaire avant toute autre chose de connoître toutes les erreurs qu'on y a introduites, n'estant pas possible que les erreurs en soient toutes bannies sans qu'elle reste ensuite dans sa pureté & dans une verité parfaite.

Pour ne pas nous tromper dans

cette recherche, il eſt à propos de diſtinguer ces deux choſes dans la Medecine : l'uſage de l'Art, & la Science , leſquels pour paroître n'eſtre qu'une meſme choſe , ſont neanmoins fort differens l'un de l'autre.

Dans la Science il ne ſçauroit y avoir de l'erreur , parce qu'elle eſt fondée ſur les principes de la nature qui ſont certains , & que la verité ſe rencontre toujours là où il y a de la conformité avec ce qui eſt certain.

C'eſt auſſi pourquoy les Medecins ſçavans réuſſiſſent toujours également, ſoit en venant à bout de tout ce qu'ils ont entrepris , ſoit en n'entreprenant que ce qui peut leur réuſſir.

Pour l'uſage ſeul de l'Art, il n'en eſt pas de meſme , parce qu'il n'eſt établi que par les hommes, leſquels dans leurs opinions ſont ſujets à ſe tromper eux-meſmes ; & dans leur conduite, faciles à ſe tromper les

uns les autres , & que tout ce qui
est fondé sur leur invention , n'est
jamais établi que sur des regles fixes & déterminées , qui par consequent ne peuvent qu'estre fausses,
en cela mesme qu'elles n'ont pas le
rapport qu'elles devroient avoir a-
vec la nature , qui est dans un
mouvement & dans un changement
continuel.

Ce n'est pas pour cela que j'aye
dessein de blâmer icy le Corps de
ceux qui font profession de l'Art de
Medecine : Je dois & je veux au
contraire l'honorer , puis que j'y
suis aggregé ; & mesme je trouve à
propos, que ceux qui veulent avoir
la foy publique dans ce ministere,
donnent aussi dans les Ecoles des
marques publiques & suffisantes de
leur merite & de leur capacité, a-
fin que les peuples puissent les regarder ensuite comme les seuls azi-
les de leur vie & de leur santé.

Mais aussi l'on ne me doit pas blâmer, si je tâche d'empêcher qu'on

n'abufe de cette foy publique ; fi j'apprens comment il faut difcerner les faux Medecins d'avec les veritables, & fi je montre aux hommes que c'eft chercher leur perte que de confier en aveugles leur vie à l'Art de Medecine, à raifon des grands abus que les mauvais Medecins y commettent ; que cet Art ne fuffit point feul & fans eftre foutenu par la fcience, comme il l'eft chez les plus habiles ; que comme la guerifon eft un ouvrage de la nature plutoft que de l'artifice, les Medecins n'eftant de la nature que les miniftres, & non pas les maîtres ni les auteurs, ne peuvent eftre utiles pour la fanté, qu'autant qu'ils font naturaliftes ; que par confequent ce n'eft que dans la fcience de la nature qu'il faut chercher la verité de la Medecine, & non pas dans l'ufage de l'Art, ni dans les preceptes des Auteurs aufquels on ne fe doit fier qu'autant qu'ils font approuvez par la raifon.

En effet si nous en examinons toutes les routes, nous y trouverons bien des chemins écartez, qui éloignent les hommes de la verité de la Medecine, & qui empêchent qu'ils n'y puissent parvenir.

Ce que ceux qui sont les plus prévenus d'autres sentimens, seront obligez d'avouer eux-mesmes, si considerant que l'Art ne peut avoir de verité qu'autant qu'il imite la nature, ils prennent garde en mesme temps qu'il y a bien des choses qu'on a introduites dans celuy-cy, qui bien loin d'estre conformes aux principes naturels, y sont fort contraires, aussi-bien qu'à la raison ; comme j'espere le faire voir dans les observations que j'ay faites sur les erreurs generales & particulieres que l'on a introduites dans la Medecine, & que je rapporteray, aprés avoir montré dans l'article suivant, les abus qui s'y commettent tant par ceux qui font profession de la Medecine, que par les malades :

Car

Car les fautes des uns & des autres
font, comme les erreurs qui se font
introduites dans la Medecine, également
ment cause que souvent l'on ne ressent pas les bons effets de la verira-
ble Medecine que nous recher-
chons presentement.

OBSERVATIONS

Sur les Abus qui se commettent dans
l'usage de la Medecine , tant par
les Medecins que par les Malades ,
& par d'autres personnes particu-
lieres.

L'ON ne sçauroit rechercher la
verité dans la Medecine , sans
avouer en mesme temps qu'il y a
des abus, des erreurs , & de l'ignorance : car s'il n'y avoit rien de tout
cela , la verité y seroit parfaitement
connuë ; & si la verité étoit assez
connuë, l'on ne seroit plus en peine
d'en faire la recherche.

Ce n'est pas que ces taches soient

B

naturelles à la Medecine, puis qu'elle eft une veritable Science, comme je viens de le faire voir. Mais cependant elle y a toujours efté fujette, parce qu'elle dépend de l'efprit des hommes, parmi lefquels il y en a toujours eu beaucoup de ceux qui donnent dans le faux.

Car enfin la Medecine n'a de prix qu'autant qu'on la fait valoir, que le Medecin ordonne bien, & qu'il eft bien obeï. Si fes ordonnances eftant executées ponctuellement, il fe trouve en mefme temps qu'il ait toutes les bonnes qualitez neceffaires pour bien conduire fon malade ; qu'il foit de bonne foy pour aller droit à fa guerifon ; qu'il foit homme de fcience auffi-bien que d'experience, pour pouvoir bien juger de la nature de la maladie & de celle des remedes ; qu'il foit habile pour fçavoir profiter de l'occafion favorable, qui, comme dit Hippocrate, paffe & s'échappe en un inftant ; la Medecine eft en

Voyez le 1. A-phor.

ce cas certaine & une veritable Science ; si non il n'y auroit pour ce mesme cas plus rien de la science ni de la verité dans la Medecine. Tout y seroit hazard, & par consequent il n'y auroit plus de certitude ni de seureté.

Or comme ces conditions manquent fort ordinairement, sur tout de la part des Medecins, il ne faut pas s'étonner s'il s'est bien glissé des erreurs dans la Medecine, puis que les abus ont commencé par ceuxmesmes qui pouvoient & qui devoient seuls y établir la verité.

I. OBSERVATION

ou

I. Abus.

La rareté des bons Medecins, & le grand nombre de ceux qui abusent de leur profession.

SI tous ceux qui ont fait jusqu'icy profession de la Medecine depuis son établissement, avoient eu

toutes les bonnes qualitez qu'il faudroit avoir pour en faire valoir la
verité, il est certain qu'on la verroit
aujourd'huy dans toute sa pureté &
dans toute sa vertu.

Nous pouvons donc de son peu
de progrés, tirer cette consequence
qu'il faut qu'il y ait toujours eu tres
peu de bons Medecins.

Notre siecle n'est pas si malheureux, qu'il en soit tout à fait dé-
pourveu. J'en sçay plusieurs de con-
nus & de cachez, qui sont d'un merite tout à fait distingué. Mais que
le nombre de ces grands hommes
est petit ! & combien y en a-t-il
d'autres qui donnent tous les jours
des preuves certaines & évidentes
ou de leur ignorance, ou de leur peu
de sens, ou de leur negligence, ou
de leur peu de bonne foy !

L'on en connoist qui font rouler
toute la science de la Medecine sur
l'usage de trois ou quatre remedes
qu'ils donnent à tastons les uns a-
prés les autres ; qui ne sçavent où

ils en font quand ils font au bout de
leur rolet, & qui avec cette pratique de routine ont établi une grof-
fe réputation fur le grand nombre
des gens qui ont peri fous leur conduite, comme fur le nombre de
ceux qu'ils ont gueris.

Parmi les Sçavans il fe rencontre bien des pareffeux, qui preferant
leur repos au foulagement des malades, rendent fouvent entre leurs
mains la Medecine fort inutile.

S'ils font afpres à la pratique, c'eft
ordinairement par une fauffe ému-
lation que leur donne l'envie &
l'ambition, ou par un motif d'inte-
reft que leur fait naître l'avidité
qu'ils ont pour le lucre, & non
point par un plaifir honnefte de fou-
lager les hommes, & de s'acquitter
dignement de leur miniftere.

Ce qui eft fi veritable, que dans
le malheur qu'ils ont eu de mal réüf-
fir à leurs malades, s'ils s'apperçoi-
vent que l'on foit dans la difpofition de les changer pour prendre

quelque autre Medecin , on voit
qu'il n'y a point d'artifices , fi méchans foient-ils , qu'ils ne mettent
en ufage pour fe conferver ces pauvres victimes. Ils inventent les dernieres calomnies contre ceux qui
leur font ombrage ; ils donnent ,
(contre ce qu'ils en penfent) toujours
de belles efperances à leurs malades , ne faifant point difficulté de fe
réfoudre à leur voir rendre les der-
niers foupirs plutoft que de quitter
prife , & donnant mefme à connoître évidemment par des manieres
tres odieufes , fi l'on eft venu à les
changer , qu'ils auroient beaucoup
mieux aimé les voir perir entre leurs
mains , fuffent-ils leurs propres a-
mis ou leurs protecteurs , que de
les voir guerir fous d'autres condui-
tes ; foit que cela arrive parce qu'il
fuffit qu'on demande d'autres fecours que le leur , pour meriter leur
indignation , foit qu'ils ne puiffent
fouffrir que d'autres en reparant
leur faute , donnent des marques

d'une capacité superieure à la leur.

L'on trouve aussi que presque tous les Medecins sont arrêtez à leurs sentimens, & cela d'une maniere differente, les uns en estant si idolâtres, qu'ils ne croyent bon que ce qu'ils imaginent, ni bien que ce qu'ils font : les autres en estant si jaloux, qu'il suffit qu'on leur propose quelque autre remede dont ils ne s'estoient pas avisé, pour le juger d'abord mauvais.

Tout cela estant tres veritable & tres connu dans le monde, n'est-ce pas un abus bien horrible dans la Medecine, que ceux qui doivent estre les partisans de sa verité, & qui sont creez pour estre les protecteurs de la vie des hommes, sacrifient tout à leur propre interest ou à leur caprice.

Cet abus ne regneroit point si fort sans doute sur la terre, si au lieu qu'il ne se fait presque point de Medecins que par forme d'establissement, l'on vouloit auparavant

prendre mieux garde que l'on ne
fait s'ils ont aſſez de genie pour pé-
netrer les myſteres les plus ſecrets
de la Medecine, & s'ils ſont portez
naturellement plutoſt à bien faire,
qu'à faire de leur Profeſſion un mé-
tier pour aller ſeulement à la fortune.

II.

*L'ignorance de la plupart des Medecins
paroiſt évidente dans la diverſité de
leurs ſentimens, jointe à l'uniformité de leur pratique.*

IL ſera facile de reconnoître le
grand nombre de Medecins qui
abuſant des veritables principes de
la Science de la Medecine, s'en font
chacun à leur mode, ſi appellant
pluſieurs Medecins pour voir des
malades, on prend la précaution
de les faire venir à l'inſçu l'un de
l'autre ; car de cette maniere on n'y
trouvera ordinairement point de
verité.

L'on

L'on n'en reconnoîtra point dans leurs sentimens , parce qu'on trouvera qu'ils seront tous differens , & qu'il manquera cette unité qui seule peut justifier la verité d'une doctrine. Il n'en paroîtra point non plus dans leur pratique , que l'on prendra plutost pour une veritable routine , parce qu'on verra ces mêmes Medecins , malgré la grande difference de leurs sentimens , convenir tous neanmoins , & presque dans toutes sortes d'occasions , pour les mesmes remedes.

S'agit-il de traiter un malade de la colique , l'un des Medecins dira , y trouvant de la chaleur , qu'elle est provenuë de la bile. L'autre au contraire y voyant de la pasleur au visage du malade , soutiendra qu'elle est causée par des glaires congelées ; & tous deux , tant celuy qui veut que ce soit du froid , que celuy qui soutient que c'est du chaud, concluront qu'il faut commencer le traitement de ce malade par la saignée.

C

& poursuivront la cure d'une maniere semblable.

L'on est mesme dans le monde si fait à cette methode fixe & déterminée, que le moindre Chirurgien est capable d'enseigner les mesmes moyens que peut ordonner le Medecin ; & le Malade qui n'en est pas moins instruit , peut souvent seul dire d'avance ce qu'on luy doit ordonner.

De sorte qu'il semble que l'on ne demande du secours dans les maladies que par coutume ou par politique, & que ne se rencontrant pas un grand soulagement dans la Medecine que pratiquent la plus grande partie des Medecins, l'on ne s'en serve plus que par maxime d'honneur, ou parce qu'on a des mesures à garder.   Peut-il y avoir dans la Medecine un plus grand abus que celui-ci ?

III.

Le peu de secours que l'on tire de la Medecine, vient de ce qu'on ne s'a-dresse pas à ceux qui en possédent la veritable Science.

L'On fait dans le monde une grande faute, qui est cause que dans les maladies on ne rencontre que rarement les bons effets de la veritable Medecine ; c'est que pour la trouver on s'adresse où elle n'est point.

Ceux qui pour estre rebutez des Medecins, les méprisent ; se confient dans leurs maladies à des gens qui n'en font pas profession, se fondant sur le soulagement qu'ils ont reçu de ces mesmes personnes en d'autres occasions, ou qu'ils en ont vu recevoir par autruy. Mais ils s'y trouvent ordinairement trompez, parce que si ces gens-là ont réussi à leur égard, ç'a esté sans sçavoir la raison de leur succés, sans connois-

sance de cause, & par consequent
par un pur effet du hazard.

Il y en a aussi qui recourant aux
Docteurs en Medecine, s'en trouvent souvent tres mal, parce que
dans le malheur où l'on est par tout
de voir parmi peu d'habiles Medecins, un grand nombre d'ignorans,
ils n'en ont pas sçu faire le bon
choix, pour avoir trouvé qu'ils par-
loient tous à peu prés les uns comme les autres, & pour n'avoir pas
connu les marques qui en font faire
la distinction essentielle.

Pour bien faire cette distinction
parmi les Medecins, il faut bien se
garder de s'arrêter seulement à leur
réputation, parce qu'il n'y a point
de profession où il se fasse plus de
partis qu'en la leur, & que chacun
parle d'eux bien ou mal suivant sa
passion, ou suivant celle de quelqu'autre que l'on a épousé. L'on ne
doit pas non plus se fier aux apparences que donnent les Medecins,
parce qu'elles font souvent trom-

peuses & toujours équivoques.

Il y en a qui donnent leur estime aux Medecins, par rapport à la fortune qu'ils ont faite dans la pratique de la Medecine : C'est fort bien fait de prendre garde si un Medecin est dans la vogue ou à la mode, & de considerer la voix publique, parce qu'il est plus difficile que l'erreur se trouve dans une grande multitude que parmi peu de gens : mais aussi pour cela on ne laisse pas de s'y trouver trompé, à moins que l'on n'ait pris le soin de rechercher ce qui a donné occasion à la reputation de ce Medecin, laquelle pourroit avoir esté acquise par ses artifices comme par son propre merite.

D'où il arrive aussi qu'il y a des réputations, qui ne pouvant subsister, n'ont que le temps seul, qui ne peut suffire pour faire connoître la verité ; & d'autres qui se soutenant toujours, vont plutost en augmentant avec le temps.

Ces dernieres mesme ont coutu-

me d'avoir de fort petits commencemens, parce que les habiles Medecins qui se les établissent, aiment
mieux se limiter d'abord à une mediocre occupation pour y mieux faire leur devoir, & se plaisent à se
cacher dans les commencemens,
ne voulant se produire tout à fait
que lors qu'ils se sentent assez forts
& par leur longue étude & par leur
grande experience, pour soutenir
l'éclat qu'ils sont capables de faire.

Pour ne se pas tromper dans le
choix des Medecins, le moyen le
plus seur est d'apprendre à les connoître par soi-mesme avant la maladie, & de faire assez d'habitude a-
vec eux pour pouvoir juger de leur
merite personnel. Car il faut qu'un
Medecin soit homme de bien, &
tres soigneux, plein d'esprit & de
bon sens, d'une grande experience,
& d'une science consommée, afin
qu'avec la bonne volonté qu'il aura
de faire dans l'occasion tout ce qu'il
peut, (ce qui ne suffit point dans

la Medecine) il ait aussi assez de capacité pour faire tout ce qu'il doit.

Il semble qu'il soit fort difficile
de bien connoître l'étendue de la
science du Medecin ; & en effet
cette connoissance seroit mesme
impossible, au moins à l'égard du
vulgaire, si l'on vouloit juger de
sa science par des raisonnemens ti-
rez de ses principes, parce qu'ils
sont au dessus de la portée de bien
des gens. Cependant il n'est rien
de si facile que de se connoître parfaitement à la science du Medecin,
mesme aux plus grands idiots du
monde, pourveu qu'ils en jugent
par les effets.

Mais en juger par les effets, ce
n'est pas s'arrêter simplement (comme l'on a coutume de faire, par une
grande erreur,) aux guerisons des
malades que traite le Medecin : car
ces guerisons sont des marques fort
équivoques de sa science, & il ne
faut jamais s'y fier, à moins que l'on
ne sçache bien distinguer si c'est

luy ou la nature qui les a faites ; ce qui se pourra fort bien par le moyen de la derniere des marques que je donneray icy, pour apprendre à connoître parfaitement par les effets, si un Medecin a toute la science & la capacité qui luy est necessaire dans son ministere.

La premiere de ces marques est quand le malade ressent en soy tout ce que son Medecin dit sur sa maladie, & que ce Medecin le dit par sa propre connoissance, sans avoir besoin de s'en faire instruire par ses malades, comme font les ignorans, lesquels en cela doivent au moins avoüer qu'ils sont incapables de traiter seurement les petits enfans, les muets, les sourds, les infensez, & toutes les personnes avec qui l'on ne sçauroit conferer.

La seconde marque d'une science parfaite dans un Medecin, c'est quand bien loin de n'aller qu'à tâtons dans le traitement des maladies, comme font les Medecins aveugles, qui disent toujours qu'il faut voir, & qu'on verra; ou bien au lieu de parler ambigu sur les évenemens, comme font ceux qui craignent en ne devinant pas, de faire voir leur erreur; il justifie toujours la connoissance qu'il a de la nature du mal, par les predictions qu'il fait, toujours positives & toujours veritables de toutes les suites qui en doivent arriver.

La troisiéme marque est s'il donne des raisons de tout ce qu'il fait, & si à tout ce qu'on luy dit il répond d'une maniere qui soit palpable & fort intelligible; n'employant jamais dans ses discours un certain galimathias dont se servent ceux qui ont besoin de cacher leurs défauts & de couvrir leurs erreurs.

La derniere & la meilleure marque, c'est lors qu'il n'ordonne & ne donne aucun remede qui ne soit suivi de quelque soulagement, coupant ainsi chemin à la maladie dans le temps mesme qu'elle paroissoit prendre son accroissement.

Car c'est en cela qu'est differente la guerison qui s'est faite par le secours du Medecin, d'avec celle qui a esté l'ouvrage de la nature seule , parce que cette derniere sorte de guerison n'arrive que lors que la maladie a fait & a eu tout son cours , & que par consequent la nature en a essuyé & soutenu toute la rigueur.

En quoy il est évident que le Medecin n'y a aucune part , puisque dans le temps que la nature estoit plus forte , & que le mal n'avoit encore que de foibles commencemens, il n'a pu en empêcher le progrés , ny diminuer rien de sa force, qui estoit le seul bien qu'il pouvoit faire au malade.

Delà on voit évidemment qu'en pareil cas le malade n'a aucune obligation à son Medecin , quoique cependant ce Medecin, par un abus qui est ordinaire , mais qui n'en est pas moins insupportable , ne laisse pas pour lors de s'attribuer d'autant plus de gloire de ces fortes de guerifons , qu'il a laiflé foufrir ou languir plus long-temps fon pauvre malade.

I V.

Le peu de progrés que l'on fait dans la fcience de la Medecine , vient de ce que les Medecins ne cherchant que leurs propres interefts, refufent de conferer fur les maladies avec toutes fortes de Medecins.

UN autre abus confiderable dans la Medecine, c'eft que plufieurs Medecins refufent les meilleurs moyens qu'ils puiflent avoir pour y établir la verité , en ne voulant entrer en confultation pour les cas difficiles qu'avec ceux de leur Faculté ; comme fi le Seigneur refufoit aux autres la grace de pouvoir donner un bon confeil.

Cependant cette maxime eft évidemment contraire au bien public ;

& d'ailleurs à moins que ces Medecins ne soient retenus par la crainte
d'y avoir du dessous, je ne vois pas
par quelle raison ils se peuvent défendre d'écouter, sur une maladie
dangereuse & où ils ont du doute,
des sentimens qui leur font propo-
sez, quand ce seroit par des personnes qui ne feroient pas profession
de la Medecine.

Car comme les Medecins ne peuvent sans presomption se flatter d'a-
voir dans leur teste seule tout ce
que sçavent les autres hommes, &
que de mesme ils peuvent sçavoir
aussi bien des choses que les autres
ne sçavent pas ; si ce que les autres
proposeront sur la maladie se trouve le meilleur, ne doivent-ils pas
estre ravis, en se voyant instruits, de
trouver des moyens plus faciles ou
plus seurs qu'ils n'avoient, pour sauver la vie à ceux qui la leur ont con-
fiée ? Et si ce qu'ils ont pensé eux-
mesmes est jugé plus avantageux,
n'auront-ils pas de la gloire, & en

mesme temps du plaisir, en instrui-
sant les autres, de faire voir qu'ils
ont mieux rencontré, & qu'ils sont
dans le bon chemin?

On peut ajouter à cet abus la per-
nicieuse maxime de ceux qui non
seulement rejettent d'abord tous
les remedes nouveaux, sans vouloir
seulement prendre la peine de les
examiner, (comme s'il estoit impossible qu'il y eust d'autres bons
remedes que la saignée, ou la purgation) mais qui encore décrient
ceux qui les proposent, parce qu'ils
croyent qu'ils peuvent faire ombrage à leur gloire ou à leur fortune,
les regardant tous comme les objets
de leur execration.

V.

Il y a bien des gens qui perissent pour
ne vouloir pas changer leur Mede-
cin par la trop grande consideration
qu'ils ont pour eux.

S'IL y a bien des gens qui meu-
rent par obeïssance , lesquels

seroient encore en vie s'ils n'avoient jamais vu de Medecins, l'aveuglement & le nombre n'est pas moins grand de ceux qui perissent par l'amitié & par la consideration qu'ils ont pour eux.

Je conviens qu'un malade est fort heureux quand il a un Medecin pour amy, parce que cette amitié est capable de faire chercher à ce Medecin toutes sortes de bons expediens pour soulager son malade, & ne luy permet pas de rien oublier de toutes les choses qui peuvent estre necessaires pour le recouvrement de sa santé.

Mais aussi est-il veritable que si le malade ayant une amitié reciproque pour son Medecin, vient à empirer sous sa conduite de telle maniere que sa vie en soit fort en danger, cette amitié qui est entr'eux deux, est pour le malade pour le moins aussi dangereuse que son mal mesme, parce qu'elle le tient ou par prévention, ou par erreur, si fort attaché à ce Medecin, qu'il negligc tous les autres secours qui pourroient reparer les défauts de la premiere conduite, ne reconnoissant jamais qu'il est abusé que lors qu'il n'est plus temps.

Si quelque amy du malade s'appercevant de l'inutilité de son Medecin, luy conseille d'en voir un autre, il répondra qu'estant fait à celuy qu'il a depuis long-temps, & de plus ne s'en estant jamais mal trouvé, il ne peut se resoudre à lui faire cet affront. Les personnes qui sont auprés de luy, si de leur costé elles ont des mesures à garder, ajouteront à cela, que si aprés avoir fait venir un autre Medecin le malade ne laissoit pas de mourir de sa maladie, tout le monde les blasmeroit de ce qu'on ne s'en feroit pas tenu à l'ancien Medecin qui estoit amy de la maison, & que l'on ne manqueroit pas de leur dire, que puis que le malade n'en avoit eu jusques là aucun sujet de mécontentement,

le malheur, sans cette défiance &
sans ce changement ne seroit point
arrivé.

Si ces raisons paroissent capables
d'embarasser toutes les personnes
qui se trouvent dans ces sortes d'occasions, & de les obliger de s'en
tenir avec opiniâtreté au Medecin
qui n'auroit pas bien rencontré, il
est juste que (dans le dessein que j'ay
de tirer les hommes de l'erreur ou
de la foiblesse qu'ils ont ordinairement dans leurs maladies, de ne pouvoir passer par dessus l'amitié, ou
la consideration qu'ils ont pour leurs
Medecins, lors que ces maladies
ne cedent point à leurs remedes,
& qu'il y a par consequent un danger évident que leur constance ne
les fasse perir) je leur donne icy des
raisons qui soient assez fortes pour
pouvoir l'emporter sur les leurs,
& pour leur faire vaincre leur repugnance.

Pour quitter quelque Medecin
que ce soit dans une maladie qui
estant

estant guerissable, ne laisse pas d'empirer entre ses mains, quoi qu'il en
eust bien esperé dés les commencemens, cette seule raison devroit
suffire , qu'il est tres - constant
que le Medecin qui estant obeï ne
fait pas diminuer cette maladie,
est la veritable cause de son augmentation, ou du moins n'a pas les
moyens pour l'empêcher , parce
qu'il ne connoist pas bien la nature
du mal , ou qu'il n'a pas de remedes.

Mais afin qu'en cette occasion
on puisse tenir une conduite si ju-
dicieuse, que le malade n'en reçoi-
ve aucun préjudice, ni le Medecin
aucun juste sujet de chagrin ; la
maxime qu'il y faut observer, c'est,
d'abord que le Medecin a commencé de voir le malade, & qu'il
l'a suffisamment examiné pour devoir bien connoistre son estat, de
sçavoir de luy positivement s'il espere la guerison , ou s'il en desef-
pere.

Cette queſtion eſt uniquement
importante, comme l'on le verra
par la ſuite ; il ne faut jamais manquer de la faire au Medecin dés
qu'il a vu le malade, & avant qu'il
luy ordonne des remedes : il ne ſçauroit meſme avec raiſon ſe diſpenſer
d'y répondre, parce qu'il ne peut
ignorer s'il a de l'eſperance, ou s'il
n'en a pas.

S'il fait comprendre qu'il n'y a pas
grand ſujet d'en bien eſperer, c'eſt
avoüer qu'il ne voit pas les moyens
d'y pouvoir réuſſir ; & en ce cas il
eſt évident qu'il faudroit chercher
ailleurs quelque ſecours, n'étant
pas impoſſible qu'un autre Medecin pût ce que celuy-cy ne pourroit
pas. Il y en a pourtant d'aſſez im-
prudens pour n'oſer là-deſſus ſe ré-
ſoudre à changer de Medecin.

S'il dit qu'il a bonne eſperance
pour ſon malade, alors il n'y a qu'à
obſerver ſi ſes ordonnances ſont
toujours ſuivies de quelque ſoula-
gement ; car ſi le malade en reſſent,

& qu'il voye que sa maladie ne passe pas plus avant, c'est une marque évidente que le Medecin est bon connoisseur, & qu'il fait bien son devoir.

S'il n'y avoit point de soulagement, il ne faudroit pas pourtant pour cela d'abord soupçonner mal du Medecin, parce que la faute pourroit venir non seulement de son erreur ; mais encore de la nature qui manque ; & c'est ce qu'il est important de sçavoir bien discerner.

Quand le remede qui devroit donner occasion à quelque mouvement n'en donne pas, c'est une marque infaillible que la nature manque au dessein du Medecin aussi-bien qu'au malade, puis qu'il n'y a qu'elle qui puisse faire operer les remedes, & que les plus habiles Medecins, avec les meilleurs specifiques, ne peuvent rien sur les moribonds, non plus que sur les morts.

Mais si la nature fait operer les

remedes, sans qu'aprés deux ou trois jours au plus il en paroisse aucun soulagement, & sans que la maladie soit arrestée dans son progrés, il est certain que pour lors c'est le Medecin qui manque à la nature, en ne donnant pas un remede convenable , & qu'il n'est point dans le bon chemin, ni la vie de son malade en sureté.

Et en ce cas il ne faut point faire difficulté de le changer, quand l'on auroit pour luy toute la consideration du monde & toute l'amitié possible, sans qu'on doive craindre d'avoir aucun reproche pour ce changement, quand bien ensuite le malade viendroit à mourir.

Il suffit, pour devoir estre à couvert de tous reproches, qu'il y ait eu de justes raisons pour changer de Medecin ; estant bien certain d'un costé, que le malade ne pouvoit manquer de mourir aussi entre les mains du Medecin ordinaire, puis qu'il n'avoit pû, lors qu'il estoit

temps, arrester le progrés de son
mal ; d'autre costé, qu'on n'estoit
point assuré qu'un autre ne le pourroit pas échapper ; qu'en un mot à
l'égard d'un Medecin amy, son a-
mitié ne doit estre d'aucune consideration pour la maladie dont il est
question , si ses soins s'y trouvent
inutiles, & qu'il ne sert de rien qu'il
ait esté toujours heureux dans les
autres maladies dont ce malade a
esté attaqué , s'il est malheureux
dans celle-cy.

Mais les Medecins qui sont bien
avisez, & qui ont de la probité, n'at-
tendent pas qu'on leur parle d'un
changement, ils sont les premiers
à confesser leur impuissance, ils de-
mandent du secours, & se retirent
mesme de leur propre mouvement,
sçachant bien qu'il est plus juste de
laisser la conduite du malade à quelqu'autre qui pourra mieux trouver
le chemin de la guerison ; & c'est
ce qui arrive rarement.

V I.

*L'une des grandes causes pour lesquel-
les la verité de la Medecine n'est
pas bien connuë, c'est que l'on fait
souvent accroire aux Medecins que
l'on fait tout ce qu'ils disent, quoy
que l'on fasse tout le contraire.*

TOus ceux qui n'osent pas
changer de Medecin par la
consideration particuliere qu'ils ont
pour le leur, ne suivent pas tous
pour cela la maxime de ces mal-
avisez qui veulent bien sacrifier leur
vie ou celle des malades qui les tou-
chent, à la crainte qu'ils ont de
faire ce changement : mais ils ne
laissent pas de tomber dans une autre faute, tres dangereuse mesme
pour le public, qui est qu'ils se servent sous-main d'un autre Medecin, en faisant accroire au Medecin
ordinaire, que l'on suit ses ordonnances, quoy que l'on fasse tout le
contraire.

D'où il arrive que fi les malades font gueris par cette voye fecrete, les Medecins que l'on trompe de cette maniere, ne manquent pas, par la fauffe confiance qu'ils prennent enfuite de ces guerifons, à leurs remedes, d'en tuer plufieurs autres malades en de pareilles occafions; ou fi les malades viennent à mourir, ces mefmes Medecins fe perfuadant que les remedes qu'ils ont employez ne font pas convenables, en privent en de pareils cas d'autres malades qui en auroient pu échaper.

V I I.

La mort de plufieurs malades vient fort fouvent de leur legereté à changer mal à propos de Medecins, ou de ne pas fuivre exactement ce qu'ils ont prefcrit.

S'IL y a des perfonnes affez timides pour n'ofer changer de Medecin quand la raifon les y oblige

indifpenfablement , il y en a d'autres qui font aflez faciles & incon-
ftans pour en changer mal à propos ; d'où il arrive de fâcheufes
fuites & pour les Medecins & pour
les malades.

Lors que l'on ne fe trouve pas
mal de la conduite d'un Medecin,
foit que la maladie foit aiguë, ou
qu'elle foit longue de fa nature, il
eft toujours dangereux de quitter
ce Medecin, parce qu'on ne fçau-
roit prefque jamais le changer fans
changer de conduite; & que quand
on eft bien , fi l'on vient à faire
du changement, on rifque beaucoup de tomber dans une pire condition.

Quelquefois c'eft par caprice
qu'on quitte fon Medecin, lors que
l'on eft ennuyé de la longueur de
la maladie ; fouvent c'eft par avari-
ce, quand on fe croit aflez avancé
dans fa guerifon pour n'avoir plus
un fi grand befoin des fecours de
la Medecine ; d'autres fois c'eft par
confeil,

confeil, fur tout parmi les gens de qualité, quand leurs Medecins ne font pas encore en grand credit; car pour lors ceux qui en ont davantage, trouvent ordinairement des perfonnes d'autorité & de confiance, qui dans ces occafions les envoyent aux malades de leur connoiflance, lefquels par confideration, n'ofant les refufer, veulent bien congédier leur premier Medecin. En verité ce mefme Medecin me paroift en cette rencontre eftre dans une conjonĉture bien fâcheufe, en ce que fi le malade fous cette derniere conduite va toujours de mieux en mieux, le nouveau Medecin qui n'aura eu qu'à fuivre les routes du premier, emportera neanmoins toute la gloire de la guerifon; & fi le malade qui s'étoit mis d'abord entre fes mains eft venu à empirer, ou mefme à mourir aprés avoir pris un autre Medecin, ce fecond Medecin ne manquera pas pour mettre fon hon-

neur à couvert, d'en attribuer toute
la faute au premier, de publier par
tout qu'il a esté impossible de la reparer, & n'aura que trop d'autorité
pour le persuader.

Mais pour la consolation des
Medecins qui sont ainsi les victimes innocentes de leurs Confreres,
& pour les mettre aussi à couvert
du tort que l'on leur fait, il est
de la justice que je fasse icy connoître à tout le monde deux principes qui decident en leur faveur,
& par le moyen desquels chacun
pourra en semblables rencontres
découvrir la verité, & en juger sai-
nement.

Le premier principe est, qu'un
Medecin ne doit point estre responsable d'un malade qui n'est plus en
son pouvoir & en sa disposition,
autrement ce seroit exiger de luy
l'impossible.

Le second, c'est que tous les
évenemens qui se declarent sous la
conduite d'un autre Medecin, &

qui ne paroissoient point sous celle
du premier, doivent tous estre im-
putez à ce dernier, comme ne
pouvant estre que de son fait uniquement, ou comme en estant luy
seul responsable. Car quand il a
pris sous sa conduite le malade que
traitoit un autre Medecin ; ou il a
connu que ce malade estoit pour
lors en danger, ou il ne l'a pas connu. S'il l'a connu, c'est sa faute de
ne l'avoir pas déclaré dans le temps
où le précedent Medecin auroit pu
répondre de son malade & poursui-
vre sa guerison. S'il ne l'a pas
connu, il est luy-mesme un veritable ignorant, & capable de tomber dans toutes les fautes qu'il at-
tribue aux autres. Ou si ayant bien
connu l'estat du malade, il a déclaré qu'il estoit en danger, quoy
qu'il l'eust trouvé au contraire dans
le chemin de la guerison, en ce cas
l'on doit regarder ce mesme Medecin comme un imposteur.

Ce qui doit le convaincre entiérement de son tort , c'est que le malade s'étant toujours trouvé passablement de la conduite du precedent Medecin, & n'ayant empiré que dans le temps qu'il a esté sous la sienne , la raison est toute contre luy , & favorable à l'autre Medecin ; car enfin si le malade, quoy qu'il le crût en danger, estoit guerissable, pourquoy ne l'a-t-il pas gueri ? Si au contraire sa guerison estoit impossible , pourquoy l'a-t-il entrepris ?

VIII.

Il ne faut pas appeller , comme l'on fait
mal à propos , plusieurs Medecins
hors des temps de consultation.

L'ON fait tres mal de se faire voir durant tout le cours de la maladie à plusieurs Medecins, parce qu'il y a rarement de l'uniformité dans leurs sentimens , & que la diversité dans les opinions ne pourroit causer que du trouble dans

l'esprit du malade, & dans le traitement de sa maladie.

IX.

*L'on rend inutiles les consultations de
Medecins. Quand & comment
il les faut faire.*

C'Est une coutume pernicieu-
se, lorsque pour une maladie
où l'on trouve quelque matiere de
doute considerable, il est besoin de
consulter plusieurs Medecins, d'attendre pour faire cette consultation que le malade soit à l'extrêmité.

Car de quoy peut servir de consulter ou de deliberer, quand il n'y
a plus rien à faire pour le malade?

Il est vray qu'il est de certains
Medecins consultans qui trouvent
le secret de ne pas rendre leur consultation tout à fait inutile, en prenant la coutume, lors qu'ils jugent
que le mal est sans remede, d'employer le temps de leur consultation

en faveur de celuy de leurs Confreres, qui ayant traité le malade
durant tout le cours de sa maladie, a eu le malheur de n'y pas
réussir ; pour sauver son honneur &
le mettre à couvert de tous les reproches qu'on pourroit luy faire,
ils luy donnent mille louanges sur
la maniere dont il avoit sçû s'y
prendre, & donnent tout le tort à
la nature sur ce qu'elle n'a pas sçû
en profiter. Mais il est aisé de voir
que cette politique n'est qu'un artifice dont les faux Medecins se
servent pour jouer les hommes, qui
dans ces occasions font ordinairement assez credules pour en tirer
un grand sujet de consolation à la
mort de leurs parens, sur ce qu'ils
font aprés cela bien assurez qu'au
moins on y avoit fait tout ce qui
s'y pouvoit faire. Cependant le
malade, bien loin d'avoir gagné
quelque chose à tous ces beaux discours, a tout perdu avec la vie,
quoy que l'on eust fait esperer sa
guerison.

Pour rendre donc les consultations de Medecins beaucoup plus utiles qu'elles ne le font en effet, je conseille à tout le monde d'observer les trois maximes suivantes.

La premiere est, que l'on les fasse faire avant que l'on ait commencé le traitement des malades, parce que c'est principalement pour le regler que l'on a besoin de deliberer., & non pas pour reconnoître seulement le danger, ou pour prononcer sur l'évenement.

La seconde est, que l'on choisisse en la maniere que j'ay dite les Medecins consultans, au lieu d'en laisser la commission au Medecin ordinaire, parce que c'est pour le malade, & non pas pour ce Medecin que se doivent faire les consultations.

La derniere est, que deux jours avant qu'on fasse assembler ces Medecins, l'on leur fasse voir le malade, à chacun en particulier & à l'insçu l'un de l'autre, afin qu'ils puiffent tous avoir du temps pour mieux étudier la maladie, & fur la connoiffance qu'ils en auront prife, mieux penfer aux moyens qui font les plus propres pour donner foulagement au malade ; au lieu de leur donner occafion en les appellant tous enfemble, de s'accorder d'une maniere qui feroit fort inutile pour la guerifon que l'on entreprend.

X.

Il eft à propos que par le moyen de ce petit Ouvrage, l'on apprenne mieux qu'on ne fait , ce qu'il faut qu'on fçache de la Medecine , pour fe défendre des erreurs qui s'y font introduites.

C'EST une chofe étrange que les hommes qui ont une fi grande défiance dans leurs affaires ordinaires, veulent bien abandonner aveuglément leur vie & leur fanté, qui eft ce qu'ils ont de plus cher, à des gens qui le plus fou-

vent ne s'en soucient que par rapport à eux-mesmes; & il n'est pas
moins surprenant aussi de voir que
l'on se donne bien de la peine pour
connoître toutes les autres choses,
sans vouloir jamais apprendre à se
connoître soy-mesme.

Car enfin, si le Medecin doit
sçavoir parfaitement la Medecine
pour en rendre l'usage utile à ses
malades, les malades doivent aussi
de leur costé en sçavoir assez pour
pouvoir se mieux faire connoître à
leur Medecin, & par ce moyen sup-
pleer au défaut de sa connoissance,
ou à celuy de son attention.

Et cette propre connoissance de
soy-même seroit d'autant plus utile,
qu'il est certain que chacun peut
mieux sçavoir de soy que toute autre personne, ce qu'il sent & ce qui
luy nuit, ou luy fait du bien; aussi
ne peut-il y avoir de si parfait Medecin que celuy qui l'est de soy-
mesme.

XI.

Il ne faut pas par la maniere de recon-
noître les soins des Medecins, leur
donner occasion de chercher leurs
propres interests au préjudice de ce-
luy de leurs malades.

C'EST une tres méchante maxime de payer les Medecins
par visite, parce que c'est donner
occasion à tous ceux qui pourroient
manquer de probité, de multiplier
inutilement leurs visites, & mesme
de prolonger pour cet effet les maladies.

La Police en seroit bien meilleure
s'ils estoient gagez, & qu'ils fussent
obligez de ne prendre des malades
aucune récompense, afin qu'en leur
ostant par ce moyen toute esperan-
ce de lucre, on pust bannir par consequent de leur cœur l'avidité &
l'envie qui causent de si grands des-
ordres dans la Medecine.

L'on pourroit dire, si les Mede-

cins eftoient gagez, qu'il arriveroit
de là que voyant qu'ils ne gagne-
roient pas plus à travailler qu'à fe
repofer, ils en deviendroient pareffeux, & negligeroient les malades ;
Mais auffi pour éviter cet inconve-
nient, on pourroit ne choifir pour
ces Medecins gagez que des gens
auffi honneftes que capables, qui
bien loin de ne bien faire que par
la crainte d'eftre caffez aux gages
en faifant autrement, fe feroient
fans doute un honneur & un plaifir
fort grand de remplir leur devoir
comme font ceux qui font gagez
pour fervir à la Cour & ailleurs
gratuitement le Public.

Puis que cette coutume n'eft pas
par tout établie, il feroit à defirer
qu'il fuft au moins établi que les
Medecins ne feroient récompenfez
ou que felon le merite des guerifons
quand ils ont gueri leurs malades,
ou que felon les foins qu'ils auroient
pris pour ceux qui feroient venus à
mourir, lors qu'aprés avoir prédit

dés le commencement ce triste évenement, on les auroit prié de ne pas
laisser de continuer leurs visites pour
faire du moins aux malades tout
ce qu'ils pourroient pour leur soulagement.

Mais quand les Medecins aprés
avoir fait esperer à leurs malades la
guerison , ont un mauvais succés,
il ne faudroit point par aucune récompense payer leurs peines qui ont
esté préjudiciables ou inutiles , afin
de leur apprendre à mieux connoître ce qu'ils assurent , & à mieux
tenir ce qu'ils ont promis.

Pour ceux qui auroient la lâcheté
d'exiger de l'argent d'avance , il ne
faudroit plus les regarder comme
des Medecins ; bien moins encore
ceux qui se fiant sur un remede
qu'ils pensent avoir specifique, quoy
qu'il leur ait souvent manqué , &
croyant estre les seuls qui en ayent
connoissance , voudroient mettre à
prix la vie des malades, refuseroient
de la leur sauver s'ils ne s'accor-

doient à leur donner ce qu'ils leur demanderoient ; leur feroient entendre qu'ils leur sont necessaires absolument, afin de tirer d'eux plus facilement tout ce que leur cupidité pourroit exiger ; & de cette maniere, sous pretexte de chercher à leur conserver la vie, voudroient cependant leur oster les moyens de vivre, ne visant effectivement à s'enrichir qu'aux dépens du Public qu'ils abuseroient.

XII.

Les fâcheux évenemens des maladies viennent souvent par la faute des malades, & l'on en accuse trop facilement les Medecins.

SI quelquefois on excuse mal à propos le Medecin, souvent aussi par prévention ou par ignorance, l'on l'accuse tres injustement.

Lorsque ses remedes ne sont pas suivis de leurs bons effets, ce n'est pas toujours la faute du Medecin, parce qu'il pourroit les avoir bien ordonné, sans qu'il euſt eſté bien obeï : il eſt meſme plus naturel de juger qu'un malade qui a de la repugnance à tout, qui manque de courage, & qui n'a pas toujours l'eſprit ſi preſent qu'il faudroit, a manqué à ſon devoir, plutoſt que le Medecin qui peut bien mieux penſer, & que ſon honneur ou ſon propre intereſt oblige de bien faire.

De plus, il arrive tres frequemment que l'augmentation de la maladie, & la mort meſme, quoy que ſurvenues aprés l'uſage des remedes du Medecin, ſont de veritables preuves de la verité de ſa ſcience & de ſa grande experience. C'eſt lors qu'il a eu aſſez de connoiſſance pour prévoir l'evenement, & aſſez de précaution pour en avertir dés le commencement pour ſa décharge.

On ne doit pas meſme pour juger ſainement d'un Medecin s'arreſter ſi fort à ce qui paroiſt d'abord dans les effets, qu'on n'en voye encore les fuites ; car comme il ne faut jamais fe fervir de remedes fans neceffité, & que par confequent on doit toujours fuppofer qu'en mefme temps qu'on prend ces remedes il y a une mauvaife difpofition dans le corps, pourquoy quand il y arrive quelque fâcheux mouvement, l'imputeroit-on à une mauvaife qualité du remede dont on n'eft point certain, plutoft que de l'attribuer à une caufe qu'on fçait certainement eftre nuifible dans un corps mal difpofé ?

Il ne faut donc jamais blâmer les Medecins fur la conduite qu'ils ont prife de leurs malades, que dans ces trois cas. Premierement, fi ce qui eft furvenu de mauvais aprés l'ufage de leurs remedes, n'a pas efté fuivi d'une fuite plus heureufe. En fecond lieu, fi le mal eftant certain, c'eft contre leur efperance & leur promeffe qu'il eft arrivé; & enfin fi y ayant eu de l'erreur elle n'eft point

venuë du peu d'exactitude qu'on
a euë pour les ordres des Medecins.

Car la condition des Medecins
est en cela fort malheureuse, que
leur honneur dépend & du caprice
de leurs malades, & des soins de
ceux qui les servent, & de la vigi-
lance aussi-bien que de la fidelité
des Apoticaires.

Mais les Medecins habiles ont
cette consolation, que lors qu'on
a commis quelque faute contre
leurs intentions, la nature dont ils
connoissent bien tous les mouvemens, leur en rend un compte fi-
delle, & que s'en estant apperçus
ils sçavent y mettre bon ordre.

XIII.

En matiere de maladie, sur tout en
danger de mort, il ne faut jamais
se fier qu'aux Medecins.

IL y a encore un grand abus dans
la Medecine, dont il arrive tres
frequem-

frequemment bien du malheur, &
aux bleſſez par les Chirurgiens, &
aux femmes en particulier dans
leur groſſeſſe & en leurs accouche-
mens, par les Accoucheurs & Sage-
femmes ; c'eſt que dans les cas les
plus difficiles l'on ſe contente du
ſecours de ces arts ſubalternes, ſans
prendre avis des Medecins.

Cet abus eſt venu de ce que les
Medecins qui dans les commencemens de leur établiſſement fai-
ſoient avec la Medecine tous les
ouvrages de la main en matiere de
la Chirurgie comme de la Phar-
macie, pour eſtre plus ſeurs de leurs
faits, ne pouvant ſatisfaire à toutes ces ſortes de ſoins , qui auſſi
leur déroboient bien du temps
qu'ils pouvoient employer ailleurs
plus utilement, ne ſe contenterent
pas d'établir des gens ſubalternes
pour travailler ſous leurs ordres, en
donnant aux uns la maniere de faire
toutes ſortes de preparations pour
les remedes, qui ſont preſentement

les Apoticaires ; & aux autres la façon d'appliquer les medicamens à l'exterieur, & d'y faire toutes fortes d'operations avec la main & les inftrumens , qui font les Chirurgiens, les Operateurs, les Accoucheurs & Sage-femmes ; & dans la fuite jugeant que l'habitude qu'avoient ces gens-là de voir toutes fortes de traitemens de maladies, pourroit leur avoir donné quelques legeres connoiffances, ils confiérent à leur feule conduite les chofes les plus aifées de la Medecine & de la Chirurgie, qu'ils crurent moins dignes de leurs foins & de leur attention, permettant aux Apotiquaires de donner fans leur avis quelques fyrops ou quelques lavemens, aux Chirurgiens de traiter des playes fimples ou fuperficielles , & aux Accoucheurs ou Sage-femmes de recevoir tous les enfans qui fe prefenteroient d'eux-mefmes, & qui viendroient au monde naturellement.

Ce qui a fait que les Apoticaires, les Chirurgiens, les Accoucheurs & Sage-femmes, s'étant peu à peu émancipez, ont si bien étendu leur pouvoir, qu'ils ont enfin persuadé au Public, & mesme à de certains Medecins, que les connoissances de la Chirurgie n'appartenoient point à la Medecine; que la science des compositions & des preparations des remedes, non plus que la connoissance des playes, des tumeurs, & de tous les autres maux externes, n'étoient point l'affaire des Medecins.

Enfin le desordre en est venu si avant, que le Chirurgien fait l'office de l'Apoticaire, l'Apoticaire celuy du Chirurgien, l'un & l'autre celuy du Medecin, y ayant mesme bien des femmes qui veulent tout faire sans estre rien du tout.

Aprés quoy il ne faut plus s'étonner si sur tout les Chirurgiens & les Accoucheurs se donnent la liberté, & se font mesme un point

d'honneur de travailler fans Medecins dans les cas difficiles & douteux qui peuvent fe prefenter pour
l'exercice de leurs profeſſions ; en
quoy il y a bien de l'abus.

Car il eſt bien évident que ces
arts n'étant fondez que fur la pratique feule , ne fçauroient donner
les veritables moyens pour fortir
avec fuccés de ces cas difficiles &
douteux , puifque la pratique ne
peut fervir que pour les cas qui ont
eſté pratiquez, & que les cas douteux ne font douteux que parce
qu'ils n'ont pas encore eſté dans la
pratique. D'où il arrive fouvent
auſſi que les plus habiles Chirurgiens & Accoucheurs manquent
en pareils cas.

Par confequent la capacité de
ces arts ne pouvant s'étendre à ces
mefmes cas, il faut conclure que
l'on doit pour lors recourir aux
lumieres de la fcience ; & à qui
eſt-ce d'en développer les myſteres,
fi ce n'eſt aux Doſteurs & aux

Oracles de la Medecine ?

C'eft auffi pour cette raifon qu'ils font indifpenfablement obligez de fe rendre tres habiles dans toutes ces fortes de connoiffances, comme dans toutes les autres qui font neceffaires pour leur miniftere, afin qu'ils puiffent s'acquitter dignement de cet employ éminent dont le Seigneur les a honorez, pour travailler à la confervation de la vie qu'il a donnée aux hommes, & cooperer avec luy dans ce grand ouvrage.

OBSERVATIONS

Sur les Erreurs generales qui se font introduites dans la pratique de la Medecine.

I. OBSERVATION,

OU

I. ERREUR.

L'on traite mal à propos les maladies suivant leur dénomination, au lieu de les traiter suivant leur nature ou leur cause essentielle.

IL est decidé dans la Medecine que l'on doit faire le choix des remedes, suivant l'occasion où ils sont propres ; que cette occasion est sujette au changement continuel ; qu'elle passe incontinent, comme l'a dit Hippocrate, suivant les mouvemens differens & continuels de la nature ; & que par consequent le grand secret est de la

Hypocrate, Aphor. 1.

bien connoître , & d'y faire une grande attention dans l'usage de la Medecine.

Cependant c'est une coutume parmi ceux qui écrivent de la Medecine, ou qui la pratiquent, de donner des remedes fixes & déterminez pour chaque mal d'une même dénomination , & par conséquent de vouloir que ce soient toujours les mesmes dans toutes les occasions differentes d'un mesme mal. N'y a-t-il pas-là une formelle contradiction ?

Il est mesme certain (comme je le feray voir dans l'onziéme des Erreurs generales dont je parle à present) que sous les noms que l'on prétend avoir esté donnez à chaque maladie, l'on n'a compris effectivement que les maux, les accidens, & les symptomes qui en paroissent, parce que les Auteurs ont jugé devoir les dépeindre seulement par tout ce qui en estoit le plus sensible ; quoy que neanmoins il foit évident que l'on ne doit pas donner des remedes contre les maladies par rapport à leurs accidens, mais feulement fuivant leur propre nature, je veux dire fuivant la caufe effentielle qui les a formez, & qui les entretient.

Qui eft la raifon pour laquelle il arrive fouvent qu'il faut conduire par une mefme methode des maladies de differente denomination, parce qu'il fe trouvera qu'elles font d'une mefme nature ; au lieu qu'on devra obferver une methode differente contre des maladies d'une mefme dénomination, parce qu'il fe rencontrera qu'elles auront efté formées differemment.

Car parce que plufieurs fievres auront different mouvement, l'une de tierce, l'autre de quarte, bien loin que pour les détruire il faille donner des remedes differens, il en faudra donner de pareils pour l'une & l'autre efpece de ces fiévres, fi toutes deux font d'une mefme nature,

&

& ont une mesme cause essentielle :
comme au contraire il est constant
que pour toutes sortes de foibles-
ses, quoy qu'elles ayent la mesme
dénomination, il faut remedier à
celles qui proviennent de plenitude & d'accablement , bien differemment de celles qui surviennent à
l'inanition & à l'épuisement.

D'où il faut conclure , que tous
les Livres de pratiques , toutes
les recettes de remedes fixes & déterminez, tant simples que compo-
sez , aussi-bien que tous ceux qui
en font part au public & aux particuliers , sans faire difference des
differentes natures, & des circon-
stances ou occasions differentes ,
font des piéges d'erreurs , d'où il
arrive toujours du mal suivant l'ordre naturel, & du bien seulement
par hazard.

I I.

Contre la raison, auſſi-bien que contre l'autorité d'Hypocrate, l'on ordonne des évacuations contre les mouvemens de la nature.

Voyez Hypocr. en ſon Livre des Aphoriſ. Sect. 3. Aph.21.

L'ON ſe contredit encore bien évidemment à l'égard de cette loy ſi bien établie dans la Medecine, qui ordonne aux Medecins de ſuivre dans leurs fonctions les mouvemens de la nature ; elle veut qu'on évacuë les humeurs du coſté qu'elles ſe preſentent, comme y eſtant plus diſpoſées.

Cependant combien de fois arrive-t-il que l'on ſaigne dans les vomiſſemens, & dans les devoyemens?

Quoy que par cette fauſſe conduite l'on peche en meſme temps contre un autre principe de conſequence, qui eſt qu'il ne faut jamais permettre deux évacuations en mesme temps, de peur de diminuer trop les forces, que l'on ne sçauroit trop ménager.

I I I.

Le choix des remedes pour le traite-
ment des maladies, ne doit pas
estre fait sur la connoissance des
temperamens.

L'On croit communément que le succés des traitemens des maladies dépend de la seule connoissance parfaite qu'on doit avoir des temperamens.

Mais qu'est-ce que la maladie peut avoir de commun avec le temperament, puis qu'une mesme maladie peut se former dans des personnes de temperament different, & avec une grande difference d'âge, de sexe, de climats, & de saisons?

De plus, les remedes que l'on peut donner contre les maladies, n'ont aucune relation avec le temperament , parce qu'ils n'ont rien qui puiſſe y convenir , n'eſtant mê-me deſtinez que pour faire des mou-vemens contraires au temperament, & capables de l'irriter ou de l'alte-rer , bien loin d'avoir avec luy de la convenance.

Ce qui peut donc ſeul avoir du rapport avec le temperament, ce ſont les alimens , parce qu'ils ſe doivent changer en la ſubſtance du corps humain.

Mais cette convenance n'eſt point de la connoiſſance d'aucun autre que des malades , leſquels ſeuls par leur propre ſentiment peuvent ju-ger de ce qui leur fait du bien ou du mal, & par conſequent ſçavoir ſeuls auſſi ce qui leur eſt profitable ou nuiſible.

Ainſi il faut conclure que la con-noiſſance du temperament, s'il eſt pris pour l'eſtat des forces , ne peut ſervir aux Medecins que pour pro-portionner la doſe de leurs reme-des.

I V.

L'on ne considere pas ce qu'il faut ob-
server dans les épreuves, & l'on
les confond mal à propos.

CE qui donne occasion à bien
des fautes considerables que
l'on fait dans l'usage de la Medecine, c'est que l'on confond l'é-
preuve que l'on y fait des remedes avec l'experience que l'on en
a, quoy que ce soient deux choses
bien differentes; la premiere estant
tres dangereuse, suivant le juge-
ment d'Hypocrate dans son premier Aphorisme, parce qu'elle
n'est que l'essay d'une chose que
l'on ne connoist point encore; &
que mesme l'on considere dans les
essais toute autre chose qu'il n'y
faudroit observer; au lieu que l'experience est tres certaine, & l'un
des meilleurs fondemens de la Medecine, en ce qu'elle ne suppose
que des essais capables de fai...

connoiftre les chofes telles qu'elles font en elles-mêmes.

Ce qui fait qu'ordinairement toutes les épreuves font de veritables occafions d'erreurs, au lieu de fervir au progrés de la Medecine, c'eft que l'on a coutume de n'obferver dans ces épreuves que le fuccés, quoy qu'il fuive par neceffité la nature des circonftances, qui font toujours differentes & fujettes au changement ; au lieu qu'il ne faut confiderer dans les eflais que l'on fait des remedes, que ce qu'ils operent dans le corps, & leurs actions qui font leurs veritables proprietez, lefquelles tant que la nature fubfifte fe font paroiftre par neceffité de nature également dans toutes les occafions differentes ; & par confequent ne fçauroient jamais faire tomber dans l'erreur ceux qui les obfervent, & s'y fient uniquement.

V.

Il n'est pas vray que le sang puisse se corrompre dans ses vaisseaux, si ce n'est à la mort.

C'EST une opinion fort commune dans le monde, que le sang se corrompt souvent dans ses vaisseaux durant la vie de l'homme.

Cependant cette opinion est évidemment contraire à la verité, parce qu'il n'est rien de plus certain que la vie est dans le sang, & que la vie est autant incompatible avec la corruption, qu'elle l'est avec la mort, puisque la mort & la corruption ne font qu'une mesme chose ; l'une & l'autre consistant uniquement dans la perte des esprits, ou leur separation d'avec la matiere avec laquelle ils composoient la chose pour luy donner la vie & tous ses mouvemens.

C'est par cette raison qu'il est

G iiij

conſtant que le ſang qui renferme le principe de la vie doit eſtre le dernier dans le corps à eſtre corrompu.

Ce qui n'arrive que lorſque les humeurs & ſeroſitez viciées en penetrant la ſubſtance huileuſe du ſang ont donné lieu à la diſſipation de tous les eſprits qui ſervoient à l'entretien de la vie.

De ſorte que quoy que les ſeroſitez qui accompagnent le ſang ſoient ſujettes durant la vie à la corruption, à raiſon de la teinture des mauvais levains & des humeurs corrompuës dont elles ſe chargent dans les premiers voyes, & qu'elles charient dans les vaiſſeaux; ce n'eſt pas à dire pour cela que le ſang contracte dans ſa ſubſtance cette corruption, ſi ce n'eſt à la mort, & ce n'eſt au contraire que pour s'en défendre qu'il eſt obligé dans les fiévres de faire tous les mouvemens violens que nous y remarquons.

C'eſt cependant pour avoir pris la corruption des ſeroſitez pour celle du ſang, que l'on a commis de ſi grands abus ſur la ſaignée, en prenant, comme l'on a fait, l'habitude de tirer le ſang des vaiſſeaux pour oſter la corruption qui pourroit s'y eſtre gliſſée, au lieu qu'il ne faut pour cet effet qu'en ſeparer les ſeroſitez impures ; ce qui ſe peut plus naturellement & plus parfaitement par d'autres evacuations, & par la vertu des ſimples qui y ſont ſpecifiques, & non point par la ſaignée, qui au contraire en épuiſant les eſprits qui ſont dans le ſang, ne peut pas manquer de donner lieu à une plus grande corruption.

Ce qui a donné occaſion au ſentiment que l'on a ſur la corruption du ſang, ce ſont les couleurs differentes que l'on y apperçoit ſouvent, aprés l'avoir tiré de la veine ; mais ces apparences ne ſçauroient eſtre des marques de la corruption du fang, n'eſtant que l'effet du changement de la ſituation de ſes particules cauſées par un mouvement extraordinaire, ſoit que le mouvement ſoit provenu du dedans par maladie, ou du dehors par quelque violent exercice du corps, comme il arrive aux perſonnes d'un travail penible, qui quoy que tres ſaines ont neanmoins dans le temps de leur agitation leur ſang auſſi mal coloré que celuy des febricitans les plus malades : ainſi qu'il eſt aiſé d'en faire l'experience.

L'on peut facilement connoiſtre que ces differentes couleurs du ſang ne font aucun changement dans ſa ſubſtance, en ce que ſi l'on en tire dans une palette deux ou trois onces, & qu'il en tombe ſur les bords quelque peu d'une épaiſſeur fort legere, ce qu'il y en aura ſur les bords paroiſtra bon, & ce qui ſera dans le fond paroiſtra fort mauvais, quoy que ce ſoit dans les deux endroits, du sang d'une mesme nature, & tiré en mesme temps.

Quelle difference peut-il donc y avoir de l'un avec l'autre, si ce n'est en ce que les particules du sang confonduës les unes dans les autres & brouillées par un mouvement extraordinaire, se trouvent si embarassées ensemble dans le fond de la palette, qu'elles ne peuvent plus reprendre leur situation ordinaire, ni par consequent representer leur couleur naturelle, comme le peuvent facilement celles qui sont sur les bords, parce qu'elles y ont plus de liberté dans une moindre épaisseur pour se dégager les unes d'avec les autres.

Une autre raison qui fait bien voir qu'on ne doit pas faire attention à ces differentes couleurs qui paroissent au sang, & que ce sont des apparences fort trompeuses sur lesquelles on ne peut fonder aucune conjecture raisonnable pour prouver sa corruption, c'est que dans les fiévres malignes les plus mortelles le sang paroist ordinairement tres bon par la beauté de sa couleur.

Ce qui n'arrive pourtant que parce que se coagulant peu à peu dans les vaisseaux par le moyen des acides violens qui font la malignité de sa serosité, il n'est plus capable d'y faire assez de mouvement pour changer la situation ordinaire de ses particules , comme il est aisé d'en juger par le poux, qui dans ces sortes de fiévres ne paroist pas fort éloigné du naturel.

V I.

La purification des corps dépend uniquement de la digestion des humeurs , qui est un ouvrage de la nature , & non pas des lavages que l'on a coutume de faire prendre aux malades.

POUR détacher tout ce qu'il peut y avoir d'impur dans le

corps, l'on croit qu'il n'y a qu'à le laver d'une grande quantité de boiſ-ſon, comme s'il s'agiſſoit de nettoyer un chauderon ou une marmite. Au lieu que l'on doit conſiderer cet ouvrage comme dépendant uniquement de la nature.

Il n'eſt pas beſoin dans les maladies de tant humecter le corps, puis qu'il n'y a déja que trop d'humeur, & qu'elle abonde meſme davantage dans les corps qui ſont plus ſecs, comme je le feray voir en ſon lieu.

Pour ce qui eſt de la craſſe qui s'attache aux parties par leſquelles paſſent les humeurs, on reconnoiſt aſſez tous les jours que les plus grands lavages ne peuvent ſeulement la détacher de la langue, & bien moins des ulceres exterieurs; que la mondification par conſequent des parties les plus interieures eſtant encore moins poſſible par une grande quantité de boiſſon, il faut la laiſſer faire à la nature ſeule, & ſe contenter d'y apporter une bonne difpofition par la digeftion univerfelle des humeurs pour luy faciliter fon ouvrage.

V I I.

Pour faire une parfaite évacuation des humeurs , il faut les prendre dans leurs mouvemens , & non pas dans leur repos , pourvu qu'elles foient dans les voyes de l'évacuation.

L'ON a tellement intimidé les peuples fur la purgation dans les fievres , dans les rhumes , & pour tous les maux où il fe fait quelque mouvement extraordinaire, que prefque perfonne n'oferoit , fans craindre de fe faire mourir, en ufer dans ces occafions ; par la raifon que pendant que les humeurs font déja en mouvement , il ne faut pas y en faire de nouveau par le moyen de la purgation.

Sur ce principe il ne faudroit prefque jamais purger dans aucune maladie , puifque hors de l'apoplexie , de la létargie , & de la paralyſie , elles ſont toutes des effets de quelques humeurs qui ſont en mouvement , & par conſequent il faudroit attendre que les maladies fuſſent parvenuës à leur fin pour y apporter le remede ; ou pour parler encore plus clairement, attendre que les humeurs nuiſibles fuſſent toutes diſſipées par les efforts de la nature , & conſumées par les douleurs avant que d'en tenter l'évacuation.

De là il arrive que la purgation trop tardive ne rencontrant plus de mauvaiſes humeurs , en corrompt de bonnes dans ſon operation , & que pour eſtre faite à contre-temps, elle cauſe une rechute , ou commence une nouvelle maladie.

De meſme pour ne pas évacuer aſſez-toſt dans les fiévres & dans les fluxions les mauvaiſes humeurs, l'on voit naître de grands accidens, parce que ces humeurs qui ſont en grand mouvement, ne trouvant au-

cune iſſuë pour ſe mettre en liberté, font tout à coup un dépoſt ſur
les hypocondres, ſur les cuiſſes, ou
ſur le premier endroit qu'elles rencontrent, & quelquefois ſur une
partie principale qui ſe trouve foi-
ble, rendant par ce moyen la perte du malade inévitable.

Ce qui rend bien évidente l'erreur de ceux qui pratiquent cette
fauſſe methode, c'eſt que quoy
qu'ils ſoient aſſez ſcrupuleux pour
ne vouloir pas dans une fiévre donner la moindre purgation dans le
temps que les malades ſont dans
toutes leurs forces, ils donnent neanmoins ſouvent à des febricitans,
quoy que réduits à l'extrêmité, les
plus violens purgatifs, & meſme
l'émetique, dont il arrive pourtant aſſez frequemment de bons
effets fort ſurprenans.

Mais ces prodiges ne ſont pour
eux que des ſujets veritables de blâ-
me & de confuſion, parce qu'on
peut pour lors avec juſtice non ſeulement

lement leur reprocher le contre-
temps d'un remede qu'il eſtoit
plus à propos de donner dans le
temps où le malade avoit plus de
forces , mais encore leur imputer
avec le retardement de la gueriſon,
toute la fatigue & la grande dépen-
ſe d'une longue maladie ; ce qu'ils
auroient pû certainemeut épargner
à ce malade , puis qu'ils l'échap-
pent par ce meſme remede violent
dans un temps où la gueriſon eſt
beaucoup plus difficile.

Il vaudroit donc mieux qu'ils fuſſent du ſentiment d'Hypocrate *Voyez*
qu'ils ſe vantent de ſuivre, & qu'ils *Hypoc.*
ne ſuivent pourtant pas , qui eſt *en ſon*
qu'on doit évacuer lors que les hu- *Livre*
meurs ſont turgentes , c'eſt à dire *des A-*
lors qu'elles commencent à eſtre *phoriſ.*
miſes en mouvement , afin qu'à la *10.*
faveur de cette occaſion l'évacuation en ſoit plus facile ; qui eſt la
veritable raiſon ſur laquelle ſans
doute s'eſt fondé ce grand homme.

H

Il se commet sur cette mesme matiere un autre abus tout contraire à ce dernier, mais qui n'en est pas moins préjudiciable aux malades, c'est qu'il y en a qui purgent trop inconsiderément dans les fiévres & dans les fluxions, sans avoir en main les remedes specifiques qui peuvent empêcher que les esprits naturels ne se mettent dans un mouvement extraordinaire à l'occasion du purgatif, pendant que la nature s'en sert pour separer du sang les impuretez.

VIII.

La coutume que l'on a dans l'usage de la Medecine de s'arrêter aux apparences, sans penetrer les raisons de leur manifestation, est la principale cause pour laquelle on y fait des conjectures tres incertaines.

TOut le monde presque s'imagine que parce que la Medecine est une science conjectura-

le, & que tous ſes jugemens ſont
fondez ſur des apparences, toutes ces apparences eſtant ſouvent
trompeuſes, elle ſoit neceſſairement
ſujette à l'erreur. Cette opinion
eſt veritable, lorſqu'on n'y connoiſt
pas les cauſes qui font manifeſter
les ſignes au dehors, & qu'on ne
ſçait pas qu'il y a entre ces ſignes
& leurs cauſes une dépendance
naturelle & certaine, dont la connoiſſance fait qu'on ne peut voir
ce qui paroiſt à l'exterieur, qu'on
ne ſoit auſſi certain de tout ce qui
ſe paſſe dans l'interieur.

Or il eſt de fait, qu'il n'a paru
juſqu'icy aucun Auteur dans la
Medecine, qui en prenant ſoin de
donner un détail de tous les ſignes,
qui dans les maladies ſe font paroiſtre au dehors, ſe ſoit donné la
peine d'expliquer toutes les raiſons
de leur manifeſtation, en telle maniere qu'on puiſſe par ce moyen
connoiſtre les cauſes interieures par
les ſignes exterieurs, en connoiſſant

parfaitement le raport qui eſt entre ces ſignes & ces cauſes.

Tout eſt donc équivoque & ſujet à l'erreur dans la Medecine, pour ceux qui par leur étude particuliere n'ont pas appris à developer ces myſteres.

IX.

Quoy que dans la Medecine tout le bon ſuccés des remedes dépende des forces de la nature, la methode la plus commune qu'on y tient eſt d'aller à leur deſtruction.

C'E s t un principe certain dans la Medecine, que tout le bon ſuccés des maladies dépend principalement des forces de la nature, parce que la guerifon eſt ſon ouvrage.

Cependant la coutume eſt directement contraire à ce principe, en ce que l'on va droit à la deſtruction de la nature, non ſeulement en l'épuiſant de toutes les manieres inconsiderément ; mais encore en empêchant par une espece de dureté, qu'on ne la repare par l'usage des alimens succulens & capables de faire cette reparation.

Or y a-t-il en cela de la raison, qu'un corps abbatu par les rigueurs de la maladie, & épuisé dans les principes de la vie par les saignées & par les autres remedes, puisse resister à tout, & se soutenir avec un peu d'eau de veau & de poulet, & avec une grande inondation de tisane ? Il ne faut pas s'étonner si en suivant cette methode il meurt tant de gens d'une vigueur considerable & d'une grande jeunesse ; si l'on voit paroistre des crises si rarement dans le siecle où nous sommes, & si lorsque la nature a encore assez de forces pour les faire paroistre, elle n'en a pas suffisamment pour les soutenir.

X.

S'il y a des Medecins qui n'osent faire des pronostiques, ny prédire les accidens & les évenemens des maladies, c'est parce qu'ils ignorent les causes, & qu'ils ne vont qu'à tâtons dans leur traitement.

L'On a si bien perdu (manque de science) la coutume qu'avoient nos Anciens & les Princes de la Medecine de prévoir & prédire les évenemens des maladies, qu'aujourd'huy un Medecin paroist extraordinaire quand il veut faire quelque pronostique ou prédiction pour l'avenir.

Cependant c'est par là principalement que les Medecins peuvent donner des marques certaines de leur science.

D'ailleurs s'ils ne sçavent pas ce qui doit arriver à leurs malades, comment pourront-ils les disposer aux crifes falutaires, qui font fi fures pour rendre les guerifons parfaites ? Comment pourront-ils prendre des mefures & des précautions pour les défendre des accidens qui pourroient les menacer ? & comment empêcheront-ils les difpofitions qui pourroient eftre contraires au rétabliffement de leur fanté ?

Auffi eft-il bien certain que ce n'eft que parce que l'on y va communément à l'aveugle, qu'il perit bien des perfonnes qu'on pourroit avec plus de connoiffance échapper heureufement.

On devroit donc, pour obliger les Medecins de prendre mieux qu'ils ne font les moyens de fe faire de veritables Sçavans, exiger d'eux toujours qu'ils fiffent leur pronoftique fur chaque maladie qu'ils auroient à traiter. Il y en a plufieurs d'entr'eux qui n'y trouveroient pas leur compte.

XI.

L'on confond la maladie avec le mal qu'on en ressent, quoy que ce soit deux choses fort differentes.

VOICY une erreur qui seule est capable de détruire toute la verité dans la Medecine, dans laquelle pourtant la plupart ne tombent que parce qu'ils confondent le mal avec la maladie, croyant que ce ne font qu'une mesme chose, quoy que c'en soient deux bien differentes.

Car la maladie c'est l'empêchement qu'une cause nuisible forme dans le corps humain, le troublant dans toutes ses fonctions, ou dans quelques-unes en particulier ; & le mal, ce font tous les symptomes que le malade peut ressentir de sa maladie, & tous les accidens qui en provenant peuvent la donner à connoistre.

Or

Or il eſt évident qu'il eſt impoſſible de prendre le mal pour la maladie ſans tomber d'abord dans l'erreur , & ſans rendre en meſme
temps la Medecine inutile , parce
que pour lors l'on choiſit le remede par rapport aux accidens qui ne
ſont que les ſuites de la maladie ;
au lieu qu'il faudroit le choiſir par
rapport à la maladie meſme , & à la
cauſe eſſentielle qui l'a formée ;
d'où il arrive que prenant un remede pour l'autre , l'on ſe trouve neceſſairement toujours trompé , n'y
ayant que le remede qui a une proprieté ſpecifique , ou une action de
contrarieté contre la cauſe eſſentielle de la maladie qui puiſſe être utile.

Par exemple , l'on fait conſiſter
la pleureſie dans le mal que reſſent
le malade , c'eſt à dire dans une
chaleur ou fiévre aiguë , accompagnée d'une toux preſque conti-
nuelle , de crachats ordinairement
teints de ſang , d'une douleur preſ-
ſante au coſté , & d'une fort grande

difficulté de respirer , quoy que tout cela ne soit point la pleuresie, mais seulement les accidens qui en proviennent.

Cependant ce n'est que par rapport à ces accidens que l'on donne ordinairement des remedes dans la pleuresie ; l'on s'attache à diminuer le grand feu de la fiévre par les saignées , quoy que par les saignées l'on ne tire des veines que le sang qui y est en mouvement, & que le sang qui est en mouvement dans les veines n'ait rien de commun avec la pleuresie. On veut temperer cette grande chaleur par l'usage des choses froides, quoy que le plus souvent ce soit le froid qui a fait naistre cette maladie. Il y en a qui taschent de moderer les douleurs par les onctions, & de faciliter la respiration & les crachats par l'usage des syrops ; mais tout cela n'allant point à la cause, il ne faut pas s'étonner si l'on le trouve inutile , comme l'on en fait tous les jours la fâcheufe experience.

Au lieu que fi eftant perfuadé avec plus de verité que la pleurefie confifte dans la caufe effentielle qui la forme, qui eft une tumeur ou gonflement d'une partie des poulmons, qui fait que d'un cofté ils s'étendent avec inflammation jufques aux coftes, produifant par cette formation de tumeur tous les accidens dont je viens de parler, l'on ne viferoit pour lors qu'à refoudre cette tumeur, ou par tranfpiration infenfible par le moyen des remedes refolvans que l'on peut appliquer au dehors, ou fenfiblement par des remedes fudorifiques, comme font avec fuccés bien des perfonnes, fans qu'elles foient Medecins, & fans le faire par autre connoiffance de caufe, que parce que par fucceffion elles le fçavent des plus habiles Medecins.

Voyez Hypocr. en fon Liv. de la nature des Os.

L'on doit icy remarquer, à propos de l'erreur, dont il est question, que l'on ne doit plus estre surpris, s'il y en a une infinité dans la Medecine, puisque dans tous les Livres de recettes, & presque dans tous ceux de pratique que les Medecins ont donnez au Public, les remedes n'y sont pas donnez contre ce qui est veritablement la maladie, mais seulement contre le mal qu'on en ressent.

XII.

Contre les loix des Princes de la Medecine, & contre la veritable Philosophie, l'on fait consister les causes des maladies dans le chaud, dans le froid, & dans les autres premieres qualitez des choses.

L'ON fait communément consister les causes des maladies dans le chaud ou dans le froid, ou dans le sec ou dans l'humide, quoy que presque tous les anciens & les principaux Medecins, sur tout Hypocrate & Mesüé, dont l'on prétend neanmoins suivre la doctrine, ayent esté d'un sentiment tout-à-fait contraire, ayant decidé positivement que ce n'est ny le chaud ny le froid, ny le sec ny l'humide qui font les maladies.

La raison s'accorde aussi tres bien avec l'autorité de ces grands hommes ; car d'un costé il est certain qu'il n'y a que les choses dont la nature est contraire à celle de l'homme, qui puissent le rendre malade ; & d'autre costé il est constant que la nature d'aucune de ces qualitez n'est point contraire à celle de l'homme, puis qu'elles le font ce qu'il est.

Ce qui est si veritable, qu'il peut tres bien se conserver dans son estat naturel, malgré mesme les plus grands excés differens, & durant les plus grandes rigueurs des saisons, des temps & des climats ; comme aussi avec l'usage des alimens & des boissons de toutes sor-

Voyez Hypocr. en son Livre de l'ancienne Medecine, & Mesüé en son Livre des Medicamens.

tes de qualitez, n'y ayant que la corruption seule, ou la trop grande quantité des humeurs qui puisse former les maladies, en empêchant en quelque maniere que ce puisse estre le mouvement du sang dans sa circulation, en laquelle la vie consiste uniquement, & de l'imperfection de laquelle par consequent les maladies doivent provenir necessairement, comme la santé parfaite dépend de la perfection seule de cette circulation.

Ceux donc qui dans les maladies se contentent de donner du froid contre le chaud, ou du sec contre l'humide, pratiquent la Medecine fort inutilement.

XIII.

Il n'est pas vray que les chaleurs fâcheuses & étrangeres proviennent d'un principe étranger ; mais pour toutes sortes de chaleurs il ne peut point y avoir d'autre principe que celuy de la vie.

IL y a encore dans la Medecine une autre erreur qui eſt tres pernicieuſe, en ce qu'elle eſt cauſe que non ſeulement on laiſſe perir beaucoup de perſonnes dans des maladies dangereuſes, mais meſme qu'on en fait mourir pluſieurs dont les maladies n'eſtoient pas de ſoy mortelles, & qui le deviennent par cette fauſſe conduite que l'on ne tient, que parce que l'on croit (comme une verité certaine) que toutes les chaleurs fâcheuſes que reſſent le corps humain, ſont des chaleurs cauſées par un principe étranger, & qu'il faut le combattre par le froid pour les faire ceſſer.

Je feray pourtant voir quand j'établiray les principes eſſentiels de la veritable Medecine & ſes principes d'uſage, que le principe de cette chaleur que l'on tâche de détruire de toutes manieres, eſt veritablement celuy de la chaleur

I iiij

naturelle, quoy qu'elle soit venuë dans un excés, comme le dit le Prince Avicenne, qu'il ne peut point y en avoir d'autre, & que si cette chaleur se fait sentir mauvaise, ce n'est qu'à l'occasion des excés du dehors, ou des humeurs nuisibles, qui dans l'action de ce principe estant mises necessairement elles-mesmes en trop grand mouvement, ne sçauroient manquer, & par la violence de ce mesme mouvement, & par leur propre qualité qui est mauvaise, de faire une méchante impression par tout où elles se rencontrent.

Ceux qui sont prevenus contre ces raisons, pensant que ces chaleurs proviennent d'un feu étranger, & qu'il faut éteindre ce feu par le moyen des choses froides; qu'ils jettent les yeux sur les hydropiques pour reconnoistre leur erreur, puisque ces pauvres malades brûlent au milieu des eaux.

L'on fait encore sur ce mesme

faux principe une faute tres confiderable, qui eft que, lors qu'on voit de l'embrafement dans le fang, l'on croit faire merveille de travailler à l'appaifer en donnant des chofes propres à fixer le mouvement, fans fe mettre en peine de détruire en mefme temps ce qui y a donné occafion.

Car quand on pourroit, fans ofter la caufe, détruire l'effet, je veux dire fon mouvement (ce qu'il feroit inutile de tenter) l'on fait tres mal de fe fervir de ce moyen ; parce que fuppofé qu'il y ait une caufe étrangere, & une humeur nuifible ; il eft certain que tant qu'elle fubfifte, l'embrafement & un mouvement extraordinaire y font abfolument neceffaires pour refoudre l'humeur ou l'évacuer, fans quoy la vie feroit encore en plus grand danger.

Ce n'eft mefme que parce que les efprits n'ont pas la liberté de faire ce mouvement extraordinaire

pour combattre les humeurs corrompuës ou trop copieuses dont
ils se trouvent opprimez, que l'on
voit arriver les morts subites.

XIV.

Dans la Medecine l'on se contente de
satisfaire sa curiosité sur la con-
noissance de la figure des simples,
sans passer à la recherche de leurs
vertus, & mal à propos l'on se fie
trop, & aveuglément à ce qu'en
ont écrit les Auteurs.

L'On prend de grands soins
pour rechercher jusques dans
les pays les plus éloignez toutes les
especes de simples les plus curieu-
ses, & pour les cultiver dans les
Jardins du Roy, & dans ceux des
particuliers; mais personne ne s'applique à la recherche de leurs proprietez, ny à en faire des experiences, & l'on se contente de voir là-
dessus ce qu'en ont dit les Auteurs.

Cependant il est constant que les noms ayant esté donnez differemment aux simples suivant les differens Auteurs qui en ont décrit leurs proprietez, on ne sçauroit sçavoir de quels simples ils ont entendu parler sous les noms qu'ils leur ont donnez, & mesme il y a encore aujourd'huy parmi les Medecins de grandes disputes là-dessus, en sorte que s'ils ne font eux-mesmes les épreuves des remedes, ils ne sçauroient manquer de prendre souvent l'un pour l'autre : Peut-il y avoir dans la Medecine une plus grande source d'erreur que celle-cy?

XV.

Tous les temperamens estant differens, & la maniere de vivre regardant uniquement le temperament, l'on donne sans raison des regles generales & determinées sur les regimes dans la Medecine.

L'ON a fait bien des volumes touchant les regimes de vie

propres pour les malades, afin qu'on puſt choiſir ce qu'il y avoit de meilleur pour le recouvrement de leur ſanté , & pour leur conſervation. Mais de quoy peut ſervir de marquer rien de fixe & de déterminé dans la Medecine , puiſque rien de tout ce qui peut ſervir à la vie des hommes, n'eſt ny bon ny mauvais de ſoy , & que tout leur eſt utile ſeulement par rapport à leurs temperamens qui ſont toujours differens ſuivant la difference des perſonnes ?

OBSERVATIONS

Sur les erreurs particulieres qui se font introduites dans l'usage de la Medecine touchant diverses maladies.

I.

Touchant la Fievre.

IL faut bien que dans la Medecine l'on n'ait pas communément une veritable connoissance de la fievre, puis qu'on en voit perir tant de personnes, dans lesquelles à l'ouverture de leur corps on ne trouve point de parties gâtées, ny aucune autre cause de mort que la fievre seule.

Je suis persuadé que ce qui a empêché qu'on ne soit parvenu à cette connoissance, c'est cette grande prévention où l'on a toujours esté, que la fievre qui est une chaleur extraordinaire, ne pouvoit estre cau-

fée que du chaud , & que par con-
féquent on ne devoit employer
contre la fievre que des chofes froides.

J'ay déja fait voir que ce n'eftoit
ny le chaud ny le froid qui caufe
les maladies formellement : mais
quand elles pourroient eftre formées par l'un ou par l'autre , il eft
évident que la fievre qui eft une
maladie , feroit bien plutoft formée
par le froid que par le chaud , parce que toute maladie fuppofe une
oppofition ou contrarieté entre une
caufe nuifible & la nature , & que
la fievre eftant déja de fon cofté
une maladie de chaleur , & un mouvement dépendant mefme du feu
vital & naturel , il n'y pourroit a-
voir d'autre cofté pour oppofé que
du froid.

Ce feroit d'ailleurs une autre erreur de penfer qu'il puft y avoir
dans le corps humain quelques humeurs chaudes de leur nature autres que le fang , n'y ayant que le

fang qui contienne les efprits & le feu de vie , & qui par confequent ait une chaleur de proprieté.

Ce qui eft fi veritable , que lors que les autres humeurs commencent d'eftre mifes en mouvement dans l'entrée des accés de fievres, elles ne manquent point ordinairement , à raifon de ce dénuement d'efprits dont je viens de parler, d'en faire fentir de mauvais effets par des tremblemens ou par des friffons , qui ne ceffent que lors qu'elles ont rencontré avec le fang affez d'efprits pour y répandre de la chaleur , laquelle s'augmentant s'étend enfuite par le moyen de la circulation par tout le corps où elle refte, jufqu'à ce que l'humeur nuifible qui refide dans les vaiffeaux étant confumée, le mouvement vient à ceffer.

Un moyen feur pour ne point fe tromper comme l'on fait fur la nature de la fievre, ny fur le traitement qu'on y doit faire pour en

guerir , c'eſt d'en diſtinguer le mal
qu'on en reſſent d'avec la maladie
qui le cauſe , afin que l'on ne ſe
fonde plus pour ce traitement ſur
le mal qui n'eſt que l'effet , au lieu
d'aller à la cauſe , qui eſt la maladie.

L'on a compris la fievre, comme
toutes les autres maladies , ſous le
nom du mal que l'on en reſſent,
c'eſt à dire que l'on l'a décrite comme une chaleur fâcheuſe & un
mouvement violent, parce que c'eſt
tout ce qu'il y a de plus ſenſible
dans cette maladie : mais cette chaleur & ce mouvement ne ſont point
la maladie meſme , ny par conſequent ce que l'on doit conſiderer
pour faire l'application des remedes.

C'eſt pourtant à quoy l'on s'attache uniquement , & l'on ne viſe
pour guerir de la fiévre, qu'à éteindre la chaleur & à diminuer le mouvement ; mais c'eſt ſouvent au préjudice des malades, & toujours fort
inu-

inutilement ; car comme il eſt impoſſible de faire ceſſer l'effet ſans
qu'on en oſte la cauſe eſſentielle,
comment pourroit-on diminuer la
chaleur & le mouvement extraordinaire de la fiévre, ſans avoir fair
ceſſer ce qui y donne occaſion, qui
eſt la maladie ? C'eſt donc à elle
ſeule qu'il ſe faut attacher pour
la combattre par les remedes, &
c'eſt pour cette raiſon qu'il en faut
rechercher la nature.

Tous les Medecins conviennent
que la maladie priſe en general eſt
un empêchement ſenſible fait par
quelque cauſe nuiſible aux actions
de l'homme, & aux fonctions de ſa
vie naturelle.

Or puis qu'il eſt conſtant que la
fiévre eſt une maladie, il eſt certain auſſi qu'elle doit conſiſter dans
un empêchement ; que cet empêchement doit eſtre ſenſible en quelqu'endroit du corps humain, & que
les actions naturelles en doivent
eſtre bleſſées.

K

Le préjudice que l'on reçoit de la fiévre dans les fonctions naturelles de la vie, est si évident, qu'il n'est pas necessaire de le faire connoistre : mais il est necessaire d'examiner l'empêchement qui fait ce préjudice , & de voir par où cet empêchement se rend sensible dans le corps humain ; car s'il s'y formoit quelque chose de mauvais, qui fust si peu considerable qu'il ne pust estre sensible, cela ne pourroit point passer pour une maladie.

L'on comprend encore facilement que dans la fiévre ce n'est que dans les vaisseaux du sang que l'empêchement se rend sensible, parce que ce n'est que là où en paroist le mouvement ; & cette connoissance évidente ne sert pas peu à découvrir la nature de cet empêchement, en nous donnant à connoistre que ce ne peut estre autre chose qu'une humeur coagulée ensuite de sa corruption.

Car puisque l'empêchement qui

fait la fiévre, ne se rend sensible
dans les vaisseaux du sang que par
le mouvement, & que le mouvement extraordinaire qui n'est rien
autre qu'un poux plus lent, plus
rare & plus petit, ou un poux plus
grand, plus viste & plus frequent
qu'il ne doit estre, ne peut point
avoir d'autre principe que celuy de
la vie qui fait le poux ordinaire &
naturel quand il est plus libre dans
son action; qu'est-ce qui seroit
capable de servir d'empêchement
à l'action de ce principe qui doit
de sa nature estre toujours en mouvement, si ce n'est quelque chose
de fixe & de coagulé, qui emba-
rassant considerablement son passa-
ge en diminuë la liberté, & rende
imparfaite la circulation du sang
où il reside.

Donc de-là on peut facilement
reconnoistre que la fiévre se forme
essentiellement dans les vaisseaux
du sang, par l'embarras d'une humeur étrangere qui y est par tout

répanduë , laquelle venant à s'épaiſ-
ſir par une eſpece de coagulation
arreſte une grande partie des eſprits vitaux , & les y ayant fait
amaſſer en grande quantité , leur
donne occaſion par la force de
cette union, de s'enflammer, &
par ce moyen de faire ſentir une
chaleur violente par tout où ſe fait
le mouvement de circulation, &
d'augmenter de beaucoup ce mou-
Pour- vement qui dure autant que la fié-
quoy vre ſubſiſte, au lieu qu'au contraire
dans le
commen le mouvement du poux & la cha-
cement leur du corps ſont meſme moindres
de la fié-
vre le dans le commencement de la fié-
poux ſe vre qu'ils ne paroiſſent dans l'eſtat
retire,
& com- naturel, parce que la plus grande
ment partie des eſprits s'arreſte à l'oc-
vient le caſion de la cauſe nuiſible, juſques
chaud.
à ce que, comme je le viens de dire,
ils ſoient amaſſez en une aſſez grande quantité pour pouvoir ſe remet-
tre en liberté par violence, en ré-
tabliſſant leur circulation, qu'ils ſont
obligez meſme dans cette con-

trainte de faire avec plus de vitesse qu'il ne faudroit.

Par où il est évident que tout ce mouvement est naturel dans son principe, les esprits en ayant besoin absolument pour travailler à la destruction de la cause qui donne occasion à ce desordre, en digerant ces humeurs corrompuës & épaisses, & en les separant autant qu'ils peuvent de ce qu'il y a de plus pur dans le sang, afin qu'il reste seul dans sa perfection naturelle, & qu'il puisse servir à toutes les fonctions du corps humain.

C'est aussi ce que la nature tasche de faire toujours, dont elle vient mesme souvent à bout ; & c'est en quoy, quand elle ne suffit pas, le Medecin la doit aider.

Si ceux qui veulent que la fievre soit une chaleur causée par un principe étranger, fondent leurs opinions sur ce qu'ont dit nos anciens Auteurs lors qu'ils ont declaré que la fievre estoit une chaleur contre nature, qu'ils prennent la peine de bien confiderer cette définition, & ils trouveront que pour avoir voulu écouter ces grands hommes fans en avoir examiné les raifons, ils font tombez dans une erreur dont ces Auteurs ont efté bien éloignez, & qu'ils les ont fort mal entendus.

Car ces Princes de la Medecine ont bien veritablement jugé que c'eftoit contre l'ordre de la nature que les efprits s'enflammoient dans la fievre à l'occafion des humeurs nuifibles, & qu'ils fe mettoient dans un mouvement extraordinaire : mais bien loin d'avoir cru pour cela que le principe de ce mouvement ne fuft pas naturel, ils ont dit pofitivement que la fievre eftoit la chaleur natu-relle elle-mefme, quand elle paffoit dans l'excés.

Voyez Galien en fon Livre I. de fes Com-mentai-res fur les Ap. d'Hyp. fur les dietes

Ils ont ajouté que fi les vieillards ne fouffroient pas des fievres fi ai-guës que les jeunes gens, c'eftoit parce qu'ils avoient peu de chaleur naturelle.

Ils ont asſuré que la fievre ſurve-nant aux rhumes & aux convulſions, donnoit la gueriſon, laquelle nean-moins eſt certainement un effet qui ne peut eſtre attribué qu'à la nature, & non pas à une cauſe étrangere.

Ils ont auſſi déclaré que lorſque la cauſe de la fiévre étoit conſiderable, plus le mouvement en eſtoit violent, plus la nature avoit de force ; & au contraire, que plus la fievre eſtoit lente, plus elle eſtoit à craindre ; qui eſt ſans doute la raiſon pour la-quelle Celſe nous a enſeigné que pour guerir des fievres lentes, il falloit tâcher en fortifiant la nature, de les faire devenir aiguës.

Enfin l'experience fait voir tous les jours que la fievre donne des for-ces ; tant il eſt vray qu'elle eſt na-turelle dans ſon principe, & que ce n'eſt autre choſe que la chaleur na-turelle elle-meſme, quand elle eſt augmentée, quoy que veritablement cette chaleur ſoit étrangere & con-tre nature dans la maniere de ſon

humi-des. Voyez Hypocr. en ſes Aphor. Sect. 1. Aphor. 14.

mouvement , à raison de son augmentation & de son excés.

D'où resulte une autre preuve,
qui fait bien voir que la chaleur de
la fievre naturelle dans son principe , aussi-bien que son mouvement,
n'est causée que par les esprits naturels. Car si cette chaleur cesse de
se faire sentir naturelle dans la maniere de son mouvement par tout
le corps tant qu'il y a de la fievre,
comme tout le monde en convient,
& que cependant durant la fievre
la vie ne laisse pas de subsister aussi
dans tout le corps avec son principe , il faudroit, s'il y pouvoit avoir
un autre principe pour ces mauvais
mouvemens   ou qu'il y eust dans
toutes les parties du corps deux
mouvemens contraires en mesme
temps , ou que le principe de vie
quoy qu'il soit un feu tres actif qui
ne peut subsister sans qu'il produise
la chaleur , demeurast sans action,
ce qui est impossible.

C'est sur ce sistême qu'on pourra
certainement

certainement établir les veritables
moyens de guerir de la fievre ; &
c'eſt auſſi par cette voye que l'on a
trouvé depuis peu un febrifuge ad-
mirable dont on ſe ſert exterieure-
ment par application ſur les arteres,
lequel ſans faire aucune atteinte au
dedans , ni la moindre marque ſur
la peau , peut ſouvent en deux jours,
& d'autres fois au plus en huit, faire
la fonte de l'humeur coagulée à la
faveur du mouvement circulaire du
ſang , gueriſſant toujours infaillible-
ment , pourvu que l'on prenne ſoin
de tirer du corps par quelque moyen
innocent , cette humeur à meſure
qu'elle ſe diſſout.

Aprés un remede ſi innocent &
ſi ſeur , ſuive qui voudra l'erreur de
ceux qui pour éteindre leur fievre,
noyent leur corps à force de boiſ-
ſon , & tâchent de détruire leur
grande chaleur par l'épuiſement
du ſang , ruinant cependant par l'un
& par l'autre moyen le principe de
la vie.

L

Il faut donc tirer d'icy cette feconde confequence, que pour traiter la fievre on ne doit toucher à rien de tout ce qui en eft naturel, je veux dire, ny au fang, ny aux efprits, ny au principe du mouvement, à la confervation defquels il eft au contraire abfolument neceffaire de dreffer fon but, & de diriger tous fes foins ; mais s'en prendre feulement à tout ce qui eft nuifible à la nature, fur tout à la caufe effentielle de la fievre, qui font les humeurs étrangeres & corrompues.

Effectivement Hypocrate, dont tous ceux qui contre les fiévres fe fervent de la faignée, pretendent fuivre les exemples, nous ayant laiffé l'hiftoire des febricitans qu'il voyoit de fon temps, & ne nous ayant enfeigné qu'en deux endroits de fes Ecrits principalement comment il falloit les traiter, a parlé feulement de la purgation des mauvaifes humeurs, & n'a fait aucune mention de la ſaignée, ne l'ayant conſeillé que contre les pleureſies & autres tumeurs formées par un ſang privé de ſon mouvement, dans leſquels cas la fievre a une cauſe eſſentielle toute differente de celle des autres fievres.

L'on verra ailleurs, où je parle de la fievre, ce qui fait qu'elle a des mouvemens differens, & que ce-pendant chacun de ces mouvemens eſt reglé, en ſorte qu'il y en a de quotidien, de tierce, de quarte, & de continuel ; mais tout cela ne demandant point de remedes diffe-rens, a ſeulement beſoin de ma-nieres differentes pour leur appli-cation.

Voyez Hypocr. en ſon Livre de la nature des Os, & en celuy des en-droits qui ſont dans l'hom-me.

I I.

Touchant la chaleur faſcheuſe que l'on reſſent ſans qu'il y ait de la fiévre.

LEs perſonnes habituellement échauffées déplorent toutes leur malheur de ne trouver aucun

foulagement à leurs maux. S'il n'y
avoit pour les faire finir, qu'à ufer,
comme elles font, de chofes froides, elles feroient bien-toft rafraî-
chies ; mais puis qu'elles ne s'en
fentent pas mieux, cela leur doit
bien faire connoiftre que leur mauvaife chaleur n'eft point caufée par
l'ufage des chofes chaudes ; comme le croit le vulgaire tres mal à
propos. Les chofes chaudes rafraî-
chiffent mefme quand elles paffent
bien, & les chofes froides échauf-
fent lors qu'elles ne paffent pas ;
comme le dit clairement Hypocrate en deux endroits dans un
mefme Livre ; cela fait voir que le
rafraîchiffement dépend principalement de l'air, & de deboucher
tous les paffages, par lefquels celuy du dehors doit avoir la liberté
d'entrer pour recreer tout le corps,
de mefme que celuy du dedans, ou
les fumées pour s'exhaler : car il
n'y a que ces deux mouvemens,
qui fubfiftant enfemble , puiffent

*Hypocr.
en fon
Livre
des en-
droits
qui font
dans
l'hom-
me.*

faire le rafraîchissement , & rien
ne doit passer pour rafraîchissant
que ce qui peut contribuer à entretenir la liberté de ces deux mouvemens. Voyez là-dessus dans les
Definitions ce que c'est que le rafraîchissement, & en quoy il consiste.

I I I.

Touchant les maux d'yeux inveterez.

CEux qui traitent des maux
d'yeux inveterez consistant en
fluxion , tourmentent fort inutilement leurs malades par les cauteres, par les veficatoires , par les
fétons , & par tout ce qu'ils peuvent appliquer prés de la teste pour
en détourner la fluxion.

Ils s'y prennent ainsi, parce qu'ils
croyent (comme il est vray) que
cette fluxion vient du cerveau.
Mais c'est par cette mesme raison
que je veux prouver leur erreur ;
car si la fluxion des yeux ne peut

venir que du cerveau, comment peuvent - ils esperer que tout ce qu'ils appliquent prés de la teste puisse détourner cette fluxion, puis que les parties les plus sensibles & les plus affoiblies, en sont plus susceptibles, & qu'il n'y en a point de tout le corps qui soit plus sensible, ny si affoiblie que le sont les yeux dans la fluxion ; que de plus ils sont plus voisins du cerveau, que ne sont les endroits où l'on applique les remedes : & qu'enfin il y a entre le cerveau & les yeux un chemin de communication tout fait & naturel pour l'écoulement des larmes, par où la fluxion peut par consequent plutost descendre que par tout ailleurs.

Pour bien traiter des fluxions des yeux, il faut distinguer la fluxion qui se fait dans le cerveau d'avec celle qui tombe sur les yeux.

Pour la fluxion du cerveau, si elle commence de former son ha-

bitude , comme pour lors les humeurs ne s'y portent que parce que
dans le ventre le chile se trouve
trop sereux , & que les eaux y do-
minent, on peut bien en empêcher
le transport aux parties superieu-
res par le moyen des cauteres, en
les faisant aux jambes, pour faire
écouler tout le superflu par le bas.

Car dés lors que les humeurs se
sont élevées par l'artere superieure, elles sont portées naturellement
dans le cerveau par ce canal , &
ne trouvent point de voyes ouver-
tes pour se rendre dans l'endroit
des cauteres que l'on auroit fait,
ou au bras , ou à la nuque du col:
de là vient que l'experience fait voir
qu'en ces cas, on n'en reçoit aucun
soulagement.

C'est autre chose quand la fluxion s'étend du cerveau sur les
yeux , car si le mouvement de la
fluxion commence seulement, il est
évident que pour lors on doit faire
un mouvement opposé, mais il faut

auſſi qu'il ſe faſſe ſubitement, &
d'une maniere capable de faire
tout à coup une impreſſion conſiderable & contraire ; comme il ſe
peut par le moyen des ventouſes
ſeches appliquées au derriere de
la teſte.

Que ſi la fluxion eſt déja faite
depuis quelque temps, comme je
l'entens dans cet article dont il eſt
queſtion, il eſt évident que tous
ces moyens dont on ſe ſert pour
détourner la fluxion, ſont inutiles,
parce qu'il n'eſt plus temps de détourner, mais ſeulement d'évacuer
ce qui eſt tombé ſur les yeux, qui
ſont des ſeroſitez acres qui s'épaiſ-
ſiſſent peu à peu, & ſur tout dans
le fond de ces parties délicates ;
en rendent la gueriſon difficile,
ſouvent meſme y font mouvement
à la faveur des eſprits qui eſſayent
de ſe délivrer de ces humeurs nuiſibles, y attirent de temps à autre
quelque nouvelle fluxion, & cau-
ſent ainſi quelquefois l'aveuglement.

C'eſt ce qui a fait qu'on a re-
cherché le remede que l'on a trouvé heureuſement contre cette maladie fâcheuſe & rebelle. Ce ſont
des eſſences douces incorporées
dans un emplâtre, qui eſtant appli-
qué ſeulement ſur les paupieres,
ſans qu'il ſoit beſoin de rien mettre dans l'œil, le fortifie admira-
blement, penetre inſenſiblement
dans toutes ſes parties pour fondre
ces humeurs glaireuſes, & par une
tranſpiration aiſée les attire peu à
peu doucement, en ſorte que tous
les jours quand on leve l'emplâtre
pour l'eſſuyer ou le renouveller, l'on
y trouve une eſpece de bouë, ne
faiſant au reſte jamais la moindre
irritation ny douleur, qu'il appaiſe
au contraire d'abord, auſſi-bien
que toute inflammation, dés que
l'on a commencé de l'appliquer.
Sans ce moyen, ou ſans de ſem-
blables, on ne guerira jamais de
ces fluxions, parce que lors qu'elles
ſont inveterées, & que par conſe-

quent les humeurs qui les caufent font épaiffies , la nature feule ne peut plus en faire la refolution.

I V.

Touchant les douleurs de dents.

SI les maux de dents font ter-ribles de leur nature , les fautes que l'on fait à l'égard des remedes que l'on penfe y apporter , ne contribuent pas peu à en augmenter ou prolonger les douleurs.

Car ou l'on ufe de mauvais remedes , ou fi l'on fe fert des bons l'on les quitte trop toft pour en prendre d'autres , parce que l'on n'en fent pas le foulagement fi-toft que l'on voudroit.

Lors qu'un remede n'appaife pas d'abord les douleurs de dents , ce n'eft pas toujours pour cela qu'il foit inutile ; mais c'eft fouvent qu'à mefure qu'il confume de l'humeur, la caufe pour eftre univerfelle dans le fang où les ferofitez abondent,

& font plus acres qu'il ne faudroit, fournit toujours de la matiere nouvelle. C'eſt pourquoy il faut eſtre conſtant à l'égard des remedes que l'on prend contre les maux de dents, pourveu qu'ils ſoient choiſis ſuivant les indications naturelles.

Pour s'y prendre avec bien de la ſatisfaction pour les malades, je voudrois qu'on fiſt bien chauffer du ſel ſur une pelle à feu rougie, juſqu'à ce qu'il ne petille plus, & pour lorsqu'on en miſt une cuillerée pour une chopine de fort vinaigre que l'on tiendroit chaudement, & dont on prendroit à la fois autant que la bouche en pourroit contenir, l'y tenant juſques à ce que l'on ne le pourroit plus garder, reïterant ce gargariſme durant demie heure, & le recommençant en d'autres temps dans un meſme jour : cela eſt merveilleux, tant pour emporter l'humeur de la fluxion que pour tuer les vermiſſeaux, qui dans les dents cariées en attaquent le nerf

& il ne faut point d'autres remedes.

Si dans les vingt-quatre heures la douleur n'avoit pas cessé, ce seroit une marque infaillible qu'il y auroit une plenitude universelle dans tout le corps, qu'il ne faudroit point negliger, estant aussi ordinairement l'indice d'une grande maladie prochaine : c'est pourquoy en ce cas où la douleur est opiniâtre, & ne cede pas au vinaigre salé , il faudroit s'attacher d'abord à calmer la douleur en adoucissant les humeurs par l'usage du sirop de ruland, par le moyen duquel les malades se trouvent dans un grand repos, ensuite duquel ils tombent ordinairemeut dans un doux sommeil. Et si avec une grande douleur la joue s'enfloit considerablement, & qu'il y eût de grands battemens qui fissent craindre la formation d'un abcés , appliquer l'emplâtre d'essence de ce mesme Auteur, qui dans le mesme jour fait cesser ces battemens, & emporte presque tout à fait l'enflure.

Ensuite dequoy pour oster la cause qui pecheroit dans tout le corps, de peur qu'elle ne fasse renaistre les douleurs de dents, ou ne forme quelqu'autre maladie, procurer le vomissement si le malade en a quelque envie, sinon le faire purger suivant son besoin.

Il y en a qui pour détourner la fluxion qui cause les maux de dents se font appliquer aux tempes des onguens caustiques & brûlans ; mais je trouve cette methode fort mauvaise : car si la cause du mal est generale dans tout le corps, pourra-t-on vuider par cette voye tout ce que pourra évacuer la purgation? Et si la cause n'est que particuliere, en ce cas certainement le remede sera pire que le mal, & ce seroit faire cesser une douleur par une plus grande.

V.

Touchant les maux de gorge.

TOus les maux de gorge ne font pas de mefme nature, quoy que cependant l'on les traite tous d'une mefme maniere. L'on ne fçait pas faire la difference de ceux qui font caufez par un amas de fang, d'avec ceux qui proviennent d'un phlegme acre & adherant. C'eft pourquoy l'on y reuffit tres mal pour l'ordinaire.

Cette mala-die,c'eft ce qu'on appelle la fcqui-nancie. Les maux de gorge qui proviennent de fang font toujours accompagnez de fiévre, & ils caufent des difficultez d'avaler & de refpirer, comme fi on ferroit la gorge de tous coftez : la faignée y eft pour lors un remede neceffaire dans les commencemens.

Si ces maux font fans fiévre, ils ne peuvent provenir que de glaires attachées à la gorge, & fi eftant accompagnez de fiévre ils viennent

de cette mesme cause, ce n'est plus
par compreſſion que ſe fait ſentir
la douleur, mais par maniere d'é-
guillon, & comme s'il y avoit des
pointes d'épingles au paſſage; en ce
cas l'extrait des vulneraires eſt un
remede preſent; car dés le meſme
jour qu'on s'en ſert on détache aiſé-
ment toutes les glaires de la gorge.
Mais il faut avoir ſoin en meſme
temps ſi-toſt qu'on pourra avaler, ou
plutoſt avant que le paſſage de la
nourriture ſoit venu à ſe fermer, de
ſe purger ſuffiſamment avec l'opiate fondant de Gordon.

V I.

Touchant la pleureſie.

SI aprés la mort de toutes les perſonnes que l'on a traitées pour
pleuretiques, l'on ouvroit l'endroit
où l'on croit que ſe forme la pleureſie, qui eſt entre les coſtes & leur
membrane, l'on verroit que l'on s'y
trompe beaucoup.

Presque tous les Medecins modernes s'imaginent que la pleuresie se forme dans cet endroit par un amas de sang qui y fait une tumeur d'inflammation : cependant cette opinion à l'égard de l'endroit de la pleuresie est non seulement tout à *Voyez* fait opposée à celle d'Hypocrate *Hyppo-* dont ils pretendent estre les disci-*crate en* ples ; mais encore fort contraire à la *son Liv.* verité, estant tres constant qu'elle se *de la* forme dans un costé des poulmons, *nature* qui se gonflant d'un sang sereux *des os.* qui n'y circule plus, s'étendent jusques aux côtes que cette tumeur presse avec douleur.

Ce qui est si certain, que lorsqu'elle vient à suppuration pour n'avoir pas esté resoute dans le temps, si l'on ouvre le côté pour vuider l'abcés, l'on apperçoit visiblement la tumeur dans les poulmons, lesquels mesme se trouvent pour lors presque toûjours attachez aux côtes.

L'on est encore dans une grande erreur de croire que pour avoir une
fiévre

fiévre aiguë, & une grande douleur de côté, accompagnée d'une
toux tres facheuse, & de crachats
fanguinolens, l'on foit toûjours at-
teint de la pleurefie:car comme tous
ces fignes naiffent neceffairement
avec la tumeur pleuretique, ils furviennent fouvent auffi à l'inflammation du foye, & mefme à bien d'autres fiévres ; ce qui fait qu'ils font
fort équivoques.

Il faut donc pour diftinguer la
pleurefie de toute autre maladie,
voir fi tous ces mefmes accidens
ont paru en mefme temps que la fiévre, & s'ils fubfiftent toûjours également fans aucune intermiffion ;
parce que cela n'arrive que dans la
pleurefie.Ceux qui accablent les malades pleuretiques à force de fai-
gnées,font tres mal ; car ou elles les
tuent ou elles leur ôtent leur force
pour long temps.Je ne dis pasqu'une
faignée n'y foit à propos dans le commencement que fe forme la tumeur,
pour empêcher fa formation ; mais

M

lorsqu'elle est faite, dequoy peut servir de continuer la saignée? & n'est-il pas plus à propos de s'appliquer à dissiper cette tumeur par un bon sudorifique & specifique, comme est l'eau pleuretique d'Actuaire, qui ne manque point d'avoir son effet dans vingt-quatre heures ?

VII.

Touchant les coliques qui proviennent de vents & d'humeurs, ou de la difficulté du cours qui est particulier au sexe.

C'EST un principe veritable & fort bien établi dans la Medecine, qu'il faut toûjours aller d'abord à la cause, & la détruire pour faire cesser son effet. Mais l'on ne laisse pas de commettre de grandes fautes pour suivre ce principe, lorsque l'on s'en sert sans faire en mesme temps attention à la raison sur laquelle il est fondé. L'on ne doit commencer par la cause essentielle pour venir à

bout de son effet que parce que
l'effet doit naturellement dépen-
dre de sa cause. Si donc il arrivoit par
quelque raison particuliere, que la
cause dépendît en quelque façon de
l'effet, il est évident qu'en ce cas la
raison voudroit que l'on s'y prît d'u-
ne maniere toute opposée, & que
l'on commençât par l'effet. Et c'est-
ce qu'on ne considere pas: c'est pourtant ainsi qu'il faut se conduire à l'é-
gard de toutes les coliques, dans
lesquelles l'on doit s'appliquer à calmer la douleur avant que de tenter
aucune évacuation, parce que la douleur, quoy que l'effet d'une humeur
acre qui reside dans les intestins, les
empêcheroit tant qu'elle y subsiste-
roit de faire leur jeu avec liberté
pour aider à l'évacuation de la cause
& de l'humeur nuisible.

C'est aussi pourquoy avant que
de purger l'humeur de la colique, je
fais prendre le sirop de ruland qui ap-
paise la douleur dans deux ou trois
heures, comme je donne à celles

du fexe qui fouffrent beaucoup dans le temps de leurs ordinaires, l'opiate de Nymphodote fept jours avant qu'ils leur arrivent; dont elles reffentent un foulagement confiderable.

VIII.

Touchant les vents & les vapeurs.

TOus les fâcheux mouvemens qui furviennent promptement fans fubfifter que fort peu de temps & par intervalle, viennent de vents ou de vapeurs, dont on ne connoift point bien la nature.

Ces vapeurs font des ferofitez feparées de la pituite; & comme ces ferofitez ne peuvent en eftre feparées fans que la pituite en refte beaucoup plus groffiere, & plus difficile à détacher des parties qu'elle occupe, delà vient une double difficulté qu'il y a deguerir des vents, & des vapeurs : la premiere eft, que la partie de l'humeur qui les forme étant fort fubtile, échappe facilement aux

remedes ; & la feconde eſt que le
marc de cette humeur qui reſte eſt
ſi gluant & ſi viſqueux , qu'il ne cede que tres difficilement , & qu'à
moins que les remedes ne ſoient ou
ſpecifiques pour le fondre & le re-
ſoudre, ou aſſez violens pour le détacher tel qu'il eſt.

Mais l'on n'a pas commu-
nément la connoiſſance de ces ſpecifiques , & d'ailleurs , pour peu
de mouvement que l'on puiſſe
faire pour détacher ces humeurs
groſſieres , l'on en fait toûjours trop
dans les ſubtiles pour ne pas les rendre inſupportables aux vaporeux ;
c'eſt ce qui fait qu'ils paroiſſent incurables,quoyque neanmoins il ne le
ſoient pas, comme l'on l'a reconnu
par les ſoulagemens conſiderables
que les uns ont reſſenti de la nature
ſeule , & que les autres ont receu
par le moyen des Remedes ſpecifiques.

IX.

Touchant l'hydropiſie.

IL y a une grande erreur ſur cette maladie, c'eſt que l'on croit qu'elle ſe forme du foye ou de la ratte, & que ce n'eſt que par le défaut de l'une de ces parties, que le ſang manque, & que la ſeroſité domine.

Si cette opinion eſtoit veritable, tous le hydropiques ſeroient incurables, parce que quand les parties nobles ſont ainſi degenerées, elles approchent de leur deſtruction, & ſont pour lors irreparables.

Mais puiſque l'on convient que l'hydropiſie conſiſte dans le defaut du ſang où la ſeroſité domine, & que ce défaut ne peut provenir que de la crudité du chile qui ſe forme dans l'eſtomach, n'y auroit-il pas plus de raiſon de croire que l'hydropiſie commence par l'imperfection de la digeſtion à l'occaſion d'un grand embarras d'humeurs, qui re-

fidant au fond de l'eftomach, empêche fes fonctions.

Ce qui eft fi veritable, que dans
les commencemens de l'hydropifie
le vomiffement eft un moyen feur
pour en guerir parfaitement.

La corruption du foye & de la ratte
eft fi peu la caufe de l'hydropifie,
que l'experience nous confirme ce
qu'a dit Hypocrate dans fon livre
des maladies populaires, que la
ponction faite aux hydropiques
dans les commencemens les guerif-
foit, & prefervoit leur foye. Si donc
le foye & la ratte fe trouvent gâtez
dans les hydropifies avancées, ce
n'eft pas pour cela qu'elles ayent pris
naiffance par la corruption de ces
parties, mais c'eft uniquement parce que la trop grande abondance de
la ferofité qui accompagne le fang
dans fes vaiffeaux, ayant efté portée
dans le cerveau par le moyen du
mouvement de la circulation, en
defcend le long de l'épine du dos,
pour de la s'écouler dans la capacité

Voyez Hyppo-crate en fon Li-vre de la natu-re des os.

du ventre où elle ne peut pas manquer de gaster ces parties nobles qui en font inondées.

L'on n'est point assez circonspect dans l'application que l'on fait des fomentations pour desenfler le ventre des hydropiques. Ou il n'en faut point user du tout, parce qu'il n'y a déja que trop d'humidité, ou l'on doit les entretenir toûjours fort chaudement, de peur que la chaleur naturelle, qui est si mediocre dans ces malades, ne vienne à s'éteindre tout à fait par un froid étranger.

Il y en a beaucoup qui se méprennent à l'égard de l'hydropisie, en la confondant avec toutes les enflûres du ventre. Tous les hydropiques font enflez; mais tous ceux qui font enflez ne font pas hydropiques : car pour estre enflé il suffit qu'il y ait des serosités retenuës dans la capacité du ventre, mais pour estre hydropique il faut que les serositez retenuës proviennent de la debilité ou de l'embarras.

barras de l'eſtomach qui fait un chile qui n'eſt plus propre qu'à faire de
l'eau.

L'on fait encore une grande faute ſur cet article , lors que pour
deſenfler les corps où abondent les
ſeroſitez , l'on met en uſage les ti-
ſannes qui ſont propres à faire évacuer puiſſamment les eaux par la
voye des urines. Car il eſt conſtant
par l'experience, qui le fait voir tous
les jours , que plus on prend de ces
ſortes de remedes , plus ils font de
l'obſtruction dans les corps , & en
augmentent l'enflure. La plupart
des Medecins croyent mal à propos
que cela arrive parce que ces meſ-
mes remedes qu'ils appellent diu-
retiques , augmentent les obſtru-
ctions, en chariant dans les paſſages
de l'urine tout ce qu'ils rencontrent
de plus groſſier dans le corps. Cependant ils devroient ſçavoir qu'il
n'y a que le plus ſereux qui puiſſe
paſſer dans les vaiſſeaux.

Il y en a une autre raiſon bien

plus veritable, qui eſt que ces ob-
ſtructions ne conſiſtant que dans l'a-
bondance des ſeroſitez, toutes ſortes de boiſſons ne ſçauroient manquer d'eſtre préjudiciables dans ces
mauvaiſes diſpoſitions ; comme au
contraire l'on reconnoiſt certainement dans les hydropiques gueriſſa-
ble, que moins ils boivent , plus ils
rendent d'urine,& qu'il n'y a rien de
plus efficace pour diminuer leur enflure , que de les retrancher beaucoup ſur la boiſſon.

X.

Touchant les devoyemens.

L'ON tombe tous les jours dans
l'erreur ſur ces ſortes de maladies , parce que parmi elles il y en
a qui ſont d'une nature tres differente , deſquelles on ne fait pourtant aucune difference.

Il y a des devoyemens qui ſont
des benefices de nature auſquels
l'on veut faire des remedes comme

aux autres , quoy qu'il n'y faille
point toucher du tout , parce qu'ils
ne dégoûtent point , & que bien
loin d'eftre des maladies ils foula-
gent ceux à qui ils arrivent.

Il y en a d'autres qui font des
déreglemens, & dont on fe trouve mal. Parmi ceux - là les uns
proviennent de l'obftruction du
foye, qui chez luy ne donne pas
libre entrée aux fucs alimentaires ;
il y en a auffi qui viennent par le
défaut de l'eftomach qui ne fait
plus bonne digeftion ; & toutes ces
fortes de dévoyemens peuvent fe
former, ou par foiblefle, ou par
plenitude.

Ceux de l'eftomach qui viennent
de plenitude , foit qu'il y ait diffenterie, ou non, ne s'appaifent que
par le moyen des remedes que l'on
donne à cette partie.

Des remedes qu'on peut prendre interieurement, les meilleurs,
à la referve des fpecifiques , font
ceux qui peuvent vuider du fond

de l'eſtomach les matieres qui y croupiſſent, & qui par leur embarras l'empêchant d'embraſſer comme il faut les alimens, ne luy permettent pas d'en faire bien la digeſtion : & c'eſt à quoy ſervent principalement les remedes vomitifs, ou les fondans.

Parmi les vomitifs, quoy que l'Hypecucuana ſoit le plus celebre, tous les autres peuvent y avoir le meſme ſuccés, comme j'en ay fait moy-meſme l'experience, que chacun peut faire auſſi en ſon particulier ; eſtant d'ailleurs une choſe bien certaine que l'on ne ſçauroit montrer dans l'Hypecucuana d'autres vertus contre ces maladies que celle d'eſtre un remede vomitif, ou fondant.

Ce qu'il eſt à propos d'obſerver icy, afin que les perſonnes qui ſur une fauſſe confiance voudroient contre les devoyemens provenant de foibleſſe où il ne faut que fortifier, ſe ſervir indifferemment de

l'Hypecucuana , comme elles feroient contre les devoyemens qui
feroient caufez par des humeurs
acres & vifqueufes , où il eft befoin d'évacuation ; n'ayent pas le
fort de tant d'autres , qui pour
avoir pris mal à propos ce remede,
quoy que bon en fon cas , y ont
trouvé leur perte au lieu de la
guerifon.

Pour ce qui regarde la proprieté
que tous les vomitifs ont pour guerir veritablement des cours de ventre & de la diffenterie quand ils
font caufez par l'embarras du fond
de l'eftomach, il y a bien des fie-
cles que l'on la doit fçavoir, puis
qu'Hypocrate nous en a donné une
ample connoiffance.

Voyez Hyppoc. en fon liv. 3. de la diete.

Mais pour empêcher qu'on ne
fe trompe à l'égard des devoyemens , pour les traiter fans qu'on
foit obligé d'y faire les diftinctions
neceffaires , & pour épargner aux
malades les violences des vomitifs , l'on a trouvé un remede qui

guerit de toutes les especes de
devoyemens en moins de huit jours,
par la proprieté qu'il a de nettoyer
l'estomach & le foye, en les fortifiant en mesme temps.

XI.

Touchant la suppreßion du cours par-
ticulier au sexe.

JE peux dire que pour faire revenir ce cours quand il est aresté,
je sçay l'un des meilleurs remedes
qu'on puisse avoir, dont je me sers
aussi avec un grand succés pour
les jaunisses & pasles couleurs, parce que je l'ay reconnu tres propre
pour déboucher & oster toute ob-
struction.

Cependant ce mesme remede
pour avoir esté donné à une fille
de ma connoissance que l'on croyoit
en avoir grand besoin, mais qui
estoit fort extenuée, luy a fait plus
de mal que de bien ; ce qui doit
faire remarquer que les meilleurs

remedes ne font plus utiles, dés qu'ils font pris mal à propos.

Car pour nous arrefter au cas dont il eft icy queftion, lors qu'une évacuation, quoy que naturelle, vient à ceffer ou diminuer, il ne faut pas inconfiderément, comme l'on fait tous les jours, tenter de la r'appeller d'abord ; mais il faut examiner auparavant, fi pour la fuppreffion il n'y auroit point eu quelque caufe qui l'euft rendue comme naturelle, parce que fi la fuppreffion eftoit comme naturelle, l'évacuation en ce cas ne feroit plus naturelle elle-mefme, & le remede que l'on donneroit pour la procurer, ne pourroit plus faire que de la violence à la nature, fans avoir aucun effet.

La fuppreffion d'une évacuation naturelle, devient comme naturelle elle-mefme, lors 1. que ce qui devoit eftre évacué a efté confumé, comme il fe fait ordinairement par la fiévre. 2. Qu'il y en a eu

fuffifante compenfation par quelqu'autre évacuation. 3. Qu'il s'en
eft fait une diffipation proportion-
née, à raifon d'une fatigue & d'un
mouvement confiderable. 4. Que
la nature en a fait un employ par
une augmentation d'embonpoint,
ou autrement. 5. Qu'il n'y a plus
rien à évacuer à raifon d'une grande diminution de tout le corps,
qui fait que bien loin d'y avoir du
fuperflu, le neceffaire vient à manquer.

Par confequent ce feroit faire
une grande bevue que de preten-
dre d'attirer le cours du fexe fur
une perfonne extenuée & languif-
fante, fous pretexte que ce cours
eft naturel, puifqu'il n'eft plus naturel dans ce cas, où la perfonne
bien loin d'avoir du trop à rejetter,
n'a pas tout ce qui luy eft neceffaire pour fa propre vie, qu'elle eft
obligée par cette raifon de traîner
en langueur.

XII.

Touchant les maux Veneriens.

J'AY vu arriver tant d'accidens & de si considerables par le moyen du Mercure, & je l'ay reconnu si ennemi de la nature, fust-il employé par les personnes les plus judicieuses qui n'en estoient plus mesme les maistresses, que quoy que je le reconnoisse pour un specifique contre ces sortes de maladies, je ne sçaurois m'empêcher de blâmer fort l'usage qu'on y en fait, puisque l'on a découvert d'autres remedes plus sûrs, plus prompts, plus innocens, & plus commodes. Je connois un Medecin à qui j'en ay vû guerir tres parfaitement plus de vingt personnes de ma connoissance qui avoient toutes les marques les plus certaines de la Verole, & cela en moins de trois semaines, sans les avoir épuisées ni accablées aucunement, & mesme fans les avoir obligé de garder la chambre. Un femblable remede n'eft-il pas preferable au Mercure, qui quand il auroit fon effet, ne le peut avoir fans faire bien de la violence dans le corps, & fans y laiffer de méchans reftes.

XIII.

Touchant la pierre & la gravelle, & les accidens qui en proviennent, qui font les coliques nephretiques, les difficultez d'urine, & le piffement de fang.

L'ON fait deux fautes confiderables touchant la pierre & la gravelle pour faire ceffer les accidens qui en proviennent.

Premierement l'on ne fait attention qu'à la pierre & à la gravelle, fans confiderer que les glaires qui font la matiere dont elles font formées, fe trouvent toujours avec elles, & que par confequent il ne faut jamais y travailler par des remedes interieurs, que l'on ne commence par des purgations fuffifantes pour ofter l'embarras, qui feul caufe toujours tous ces accidens.

En fecond lieu, ne confiderant que le calcul des reins & la pierre de la veffie, l'on ne voit pas que l'un & l'autre eftant trop gros pour paffer, ne peuvent tout au plus que faire quelque douleur de pefanteur, qui n'eft jamais infupportable. Le mal ny les accidens ne fe faifant jamais fentir que par les graviers qui accompagnant toujours les plus groffes pierres, font affez petits pour s'infinuer dans les paffages, & trop gros pour pouvoir y paffer facilement, & fans faire, en s'arreftant, de cruelles douleurs, bien de l'embarras, & quelque déchirement de petits vaiffeaux qui en font fortir le fang parmi les urines.

Il faut donc contre ces fortes de maladies s'attacher uniquement à donner des fpecifiques qui ayent

la proprieté en fortifiant les parties de diſſoudre les graviers qui y
font le plus de peine, & c'eſt ce
qu'on a trouvé, dont je peux dire
que tous ceux qui eſtant travaillez
de la pierre, de la veſſie, ou du
calcul des reins, s'en font ſervis,
n'en ont jamais pas plus reſſenti
d'accidens que ſi leur pierre euſt
eſté tout à fait diſſoute, quoy qu'elle fuſt cependant reſtée tout en-
tiere.

Cela eſtant, ne vaut-il pas mieux
ſe conſerver avec la pierre tran-
quillement, & ſe tenir dans le meſme eſtat, dont on ne reſſent plus
de mal par le moyen de ces ſortes
de remedes innocens & ſpecifiques,
que d'expoſer ſa vie dans les cruels
tourmens de l'extraction de la pierre, dont ſouvent on n'échappe pas,
& aprés leſquels, quand on a eu le
bonheur d'en eſtre échappé, l'on
ne laiſſe pas quelquefois d'y retom-
ber par la formation d'une pierre
nouvelle.

XIV.

Touchant les fiévres de langueur, l'a-
poplexie, & toutes les maladies
habituelles, & periodiques.

QUAND il est question de
quelque maladie passagere,
comme sont les fiévres aiguës, ou
reglées, & les fluxions, s'il est besoin d'evacuer, la raison veut qu'on
le fasse dans le temps que ces sortes de maladies sont dans leur mouvement, parce que pour lors les
humeurs sont plus disposées à l'é-
vacuation. Cependant c'est ce que
l'on ne veut point pratiquer, &
par la plus grande erreur du monde, l'on attend pour aider la nature qu'elle ait essuyé toutes les rigueurs de la maladie.

L'on convient dans la Medecine
que quand on a esté attaqué une
fois de quelque maladie sujette à
retour, ou que l'on est tombé dans
quelque accident, menaçant de

mort fubite, on doit pour les prevenir ufer de précaution, & le faire plus frequemment, fuivant que les atteintes ont efté plus confiderables, ou que les retours ont accoutumé d'eftre plus frequens; mais fur cette bonne maxime l'on fe conduit ordinairement fi mal, qu'il femble que l'on pratique la Medecine en dépit du bon fens.

J'ay veu des perfonnes affez temeraires pour fe purger dans le mouvement de la goutte & durant leur plus violentes douleurs, quoy que n'ayant aucun dégout, ny autre marque de plenitude, ils duffent facilement connoiftre que toute l'humeur peccante eftoit retirée dans la partie affligée, où la douleur pouvoit fuffire pour la confumer; que d'ailleurs cette humeur n'eftant point pour lors dans les voyes de l'évacuation, la purgation eftoit par confequent inutile, & mefme préjudiciable.

D'autres tombent dans une erreur toute differente , s'imaginant, quoy qu'ils se sentent une plenitude generale d'humeurs capable de fournir toujours de nouvelle matiere à leur douleur particuliere à mesure qu'elle en consume dans la partie malade , qu'il ne faut point faire de nouveau mouvement, de peur d'aigrir le mal, & ils ne voyent pas qu'en pouvant retrancher la cause , ils empêcheroient la continuation de l'effet.

Il y en a mesme , qui parce qu'ils ont entendu dire qu'il ne faut pas se purger dans la goute, n'osent point , quoy que leur goute soit sans douleur , faire aucun mouvement pour se délivrer d'une humeur, qui pour n'en avoir aucun elle-mesme, les retient tres long-temps & fort inutilement hors de leur estat naturel, & de leurs fonctions ordinaires.

L'on a trouvé heureusement un remede avec lequel on peut tres bien se défendre contre toutes ces fortes de maladies, qui font ou de langueur & longues de leur nature, ou de retour, & periodiques. Et ce qui augmente de beaucoup le merite de ce remede, c'eft qu'on le peut prendre utilement en quelque temps que ce foit de la maladie, fans qu'il y ait aucun danger d'y faire quelque faute, parce qu'il ne fait point de mouvement fenfible, & qu'en confumant peu à peu les glaires de l'eftomach, & toutes les humeurs fuperflues du corps, il le rétablit dans fon eftat naturel & le conferve en parfaite fanté.

XVI.

Touchant les Hemorrhagies du nez, & autres qui viennent par l'ouverture des vaiffeaux interieurs.

L'ON croit communément une chofe tout à fait contraire à la verité, lors qu'on penfe que les hemorrhagies du nez, ou de quelque autre endroit que des playes, font

des

des indices certains ou qu'il y a trop
de sang , ou qu'il est trop échauffé.

Car outre que je feray voir en
son lieu , qu'il ne sçauroit y avoir
trop de sang dans les vaisseaux , &
que c'est un ami qui sert à l'homme
continuellement dans ses besoins ,
il est évident que ces mesmes vaisseaux estant son domicile naturel ,
il n'en doit jamais sortir de luy-mê-
me suivant l'ordre naturel.

Mais puis que le sang , qui doit
être de soy d'une substance grasse ,
pour estre propre à conserver les esprits vitaux qu'il contient , a eu besoin pour avoir son mouvement plus
libre , d'une serosité qui le rendist
plus coulant , laquelle pour cet effet
l'accompagne dans ses vaisseaux ;
ne pourroit-on pas dire avec plus de
raison que ce n'est que parce que
cette mesme serosité lors qu'elle est
trop abondante , rend le sang trop
coulant ; qu'il vient à ouvrir ses vaisseaux par un effort de cette abondance pour se répandre au dehors,

O

Or s'il eſt vray que les hemorrhagies viennent de ce que l'eau pré-
vaut au ſang, comment peut-on s'i-
maginer qu'elles proviennent de ce
que l'on eſt trop échauffé ? & n'eſt-
ce pas une choſe terrible que ſe
conduiſant ſur ce faux principe, l'on
veuille, comme l'on fait tous les
jours, ajouter perte ſur perte, en
ſe ſervant de la ſaignée dans l'he-
morrhagie?

Pour moy, je trouve qu'il y a
plus de raiſon pour les Medecins,
& plus de ſeureté pour les malades,
de courir d'abord à l'accident, en
arrêtant l'écoulement du ſang incontinent, & enſuite d'en retrancher la cauſe par un remede qui ſoit
ſpecifique pour diminuer les ſeroſitez du ſang.

Ceux qui eſtant ſujets à ces hé-
morrhagies voudront ſe précaution-
ner contre ces accidens par l'uſage
de ces moyens, reconnoîtront par
le bon effet qu'ils y trouveront certainement, la verité de ce que je

viens de dire, & combien grande
est l'erreur de ceux qui y tiennent
une conduite contraire.

XVII.

Touchant les hémorrhagies exterieures des playes.

LORSQUE les chairs viennent
d'estre entamées, si la playe est
trop petite, l'on n'en sçauroit trop
faire sortir de sang d'abord ; autrement il s'en formeroit du pus au
dedans. Si la playe est grande, l'on
ne sçauroit trop conserver le sang,
parce que plus les chairs en sont é-
puisées, plus difficiles elles sont à
se reprendre. Cependant souvent
on pratique tout le contraire de ces
deux veritez.

Quand un gros vaisseau est ouvert, ou qu'ils le sont tous dans le
retranchement que l'on a fait d'un
membre par une operation de Chirurgie, les uns s'amusent à lier les
vaisseaux, les autres à y appliquer

le feu ou des remedes brulans ; &
tous avec ces moyens laissent trop
perdre de sang , dont ils renouvel-
lent mesme quelquefois l'écoulement lors qu'ils levent le premier
appareil , & que l'escare vient à
tomber.

Pour éviter tous inconveniens
dans ces occasions , il n'y a rien de
si seur , de si commode & de si
prompt que le mastic noir qu'on a
trouvé , que je puis dire estre l'un
des plus admirables remedes de la
Medecine. Il suffit d'en jetter la
poudre dans les playes externes &
contre les ouvertures des vaisseaux,
pour estre gueri , sans qu'il soit necessaire de jamais y toucher ny de
panser la playe , & sans ressentir a-
prés cela aucune douleur. Car de
cette poudre & du sang qui sort de
la playe , il s'en fait un ciment a-
doucissant , qui ne quitte plus que
lors que les chairs sont reprises.

XVIII.

Touchant les playes exterieures &
nouvelles.

L'ON ne guerit prefque jamais
des playes , parce que par une
ignorance infupportable , ou pour
prolonger la cure , on laiffe dege-
nerer prefque toutes les playes en
ulceres , en y laiffant former le pus.

Lors que les playes font nouvelles , fur tout fi elles ne penetrent
point dans le corps , la cure n'en
peut eftre parfaite , fi l'on ne conferve tellement les chairs qu'on les
garde de la corruption & de la fup-
puration.

C'eft ce qui fe peut par le moyen
de l'emplâtre d'effence, parce qu'en
fortifiant les chairs il les défend de
la fluxion ; qu'il l'empêche mefme
de fe former , en faifant ceffer la
douleur qui pourroit l'attirer ; &
que par confequent délivrant ainfi
tous les bleffez dont les playes ne

penetrent pas dans la capacité, &
qui font fans fracture d'os ou cou-
pure de nerfs , il les préferve des
mains des Chirurgiens.

XIX.

Touchant les vieilles fiftules , & autres
vieux ulceres exterieurs.

L'ON tient communément pour
certain , que les ulceres malins,
comme les loups , & les fiftules
calleufes , fur tout des mal taillez
de la pierre font incurables ; mais
cette opinion n'eft commune que
parmi ceux qui ne fçavent pas que
tout ce qui tient à la vie eft gue-
riffable , & qui ne connoiffent pas
la methode d'y faire renaiftre les
difpofitions naturelles, & de remet-
tre les parties ulcerées dans l'état
des playes nouvelles, par le moyen
d'un remede qui y foit fpecifique.

J'ay connu à Dole un Avocat,
que toute la Ville fçavoit incom-
modé d'une fiftule qui luy eftoit

restée depuis douze ans, par où il rendoit toute son urine ensuite de l'operation qu'on luy avoit faite de la pierre, & qui pour en guerir avoit consulté de tres fameux Operateurs & Chirurgiens, tant en France qu'en Allemagne, desquels il ne put tirer autre chose, si ce n'est qu'il luy falloit porter son mal jusqu'au tombeau. Cependant l'on sçait publiquement dans cette mesme Ville qu'il a esté parfaitement gueri en un mois, & sans aucune incision ny douleur, par le remede le plus innocent du monde, qui tous les jours faisoit lever peu à peu comme par table la callosité de sa fistule. Ce remede certainement épargneroit de grands frais, & seroit d'une utilité incomparable à une infinité de pauvres personnes qui demeurent comme incurables pour le reste de leur vie, sur tout dans les Hôpitaux, manque d'un pareil secours.

XX.

Touchant les impuretez de la peau.

L'ON commet sur cet article de tres grandes fautes, où l'on ne tomberoit pas si l'on sçavoit bien que les gales & toutes les autres impuretez que la nature rejette par effumation sur la superficie du corps, comme elle fait souvent par évacuation au dehors, peuvent estre de bons & de mauvais signes.

Car si ces especes d'évacuations sont les effets d'une trop grande plenitude du corps, & d'une nature accablée, telle qu'elle est lors que le mal luy est insupportable, ou qu'elle n'en peut point venir à bout toute seule, en ce cas il faut les regarder comme les indices d'une grande maladie prochaine, qu'il faut que l'art previenne par d'autres évacuations suffisantes.

Mais si les impuretez paroissent sur la peau avec quelque soulagement

ment pour les perfonnes, ou au moins fans qu'elles fe fentent aucunement indifpofées au dedans, il faut pour lors les confiderer comme des crifes falutaires, fe contenter d'y aider par des onctions qui avancent plutoft la tranfpiration au lieu de l'empefcher, & ne point toucher à ce qui eft fain par aucuns remedes generaux, parce qu'on ne doit point faire de mouvement contraire à celuy qu'a fait fagement la nature.

XXI.

Touchant les maladies contre lefquel-
les on a tenté inutilement des re-
medes, & qui ont reduit les mala-
des à l'extrêmité.

RIEN n'eft plus capable de perfuader qu'il s'eft introduit bien des erreurs dans la Medecine, que le malheur que l'on a foy-mefme de n'y avoir pû trouver fa guerifon.

P

Car s'il n'appartient qu'à la nature seule de travailler à la guerison, soit en faisant operer les remedes qui sont propres pour retrancher les causes nuisibles, soit en se rendant maîtresse des mauvaises humeurs par le mouvement de digestion qu'elle leur donne pour les separer & les rejetter, il est du devoir aussi de la Medecine seule de servir utilement la nature, & de l'aider en luy fournissant les remedes qui luy conviennent pour l'inviter à faire son ouvrage, & à l'achever lors qu'elle n'y suffit pas.

C'est par ce moyen seul que la Medecine peut contribuer à la guerison, & elle ne sçauroit exercer son pouvoir, ny le manifester que par la vertu qu'elle a de donner du soulagement en arrestant le progrés des maladies ensuite du retranchement des causes nuisibles.

Si donc les remedes ayant exercé leur action n'ont pas esté suivis de ces bons effets, & si tandis que

la cause nuisible subsiste la maladie
a enfin reduit par son progrés le
malade à l'extrêmité, pour lors il
est bien évident qu'on a donné dans
la fausse Medecine, & il y auroit de
l'imprudence d'esperer qu'on en
pût revenir par les mesmes moyens
qui n'auroient pû empescher qu'on
ne vînt à cette extrêmité.

Mais puisque par l'action que la
nature a donnée aux remedes en
cette rencontre, il a paru qu'elle
n'a pas manqué de son costé, &
qu'il y doit avoir encore quelque
ressource de vie qu'on ne connoist
pas ; dans ce mesme cas l'on doit
chercher un remede plus propre
pour cet estat, qui ne soit que pour
reparer les épuisemens d'une nature fatiguée du mal & des remedes inutiles durant tout le progrés
d'une rude maladie, & en mesme
temps pour aider à achever dans
les mauvaises humeurs une digestion à laquelle la nature n'auroit
pas suffi.

Et c'est ce que je crois avoir rencontré, puisque par le moyen du remede que j'ay découvert, j'ay veu revenir de fort loin quantité de personnes considerables qui étoient reduites à l'agonie ; mais je m'en expliqueray plus amplement dans la sixiéme Partie de cet ouvrage, en parlant du specifique purifiant d'Haly-abas ; me contentant presentement pour demeurer dans mon sujet, d'avoir fait voir qu'il y a dans la Medecine bien des erreurs, qui comme autant de maladies, font des obstacles à sa vertu, & d'avoir par les mesmes raisons donné à chacun des moyens suffisans pour s'en défendre, ou pour s'en guerir.

F I N.

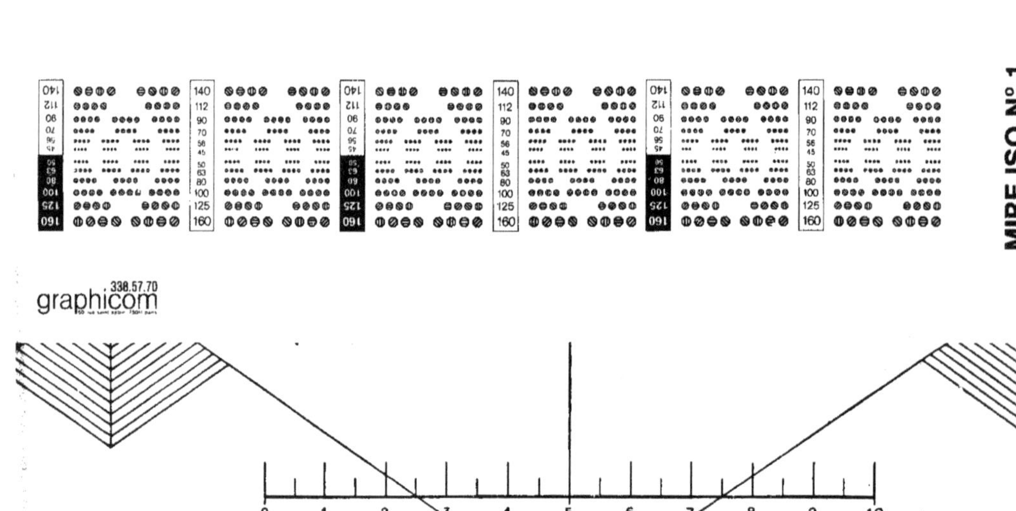
MIRE ISO N° 1
graphicom
338.57.70
SERVICE PHOTOGRAPHIQUE